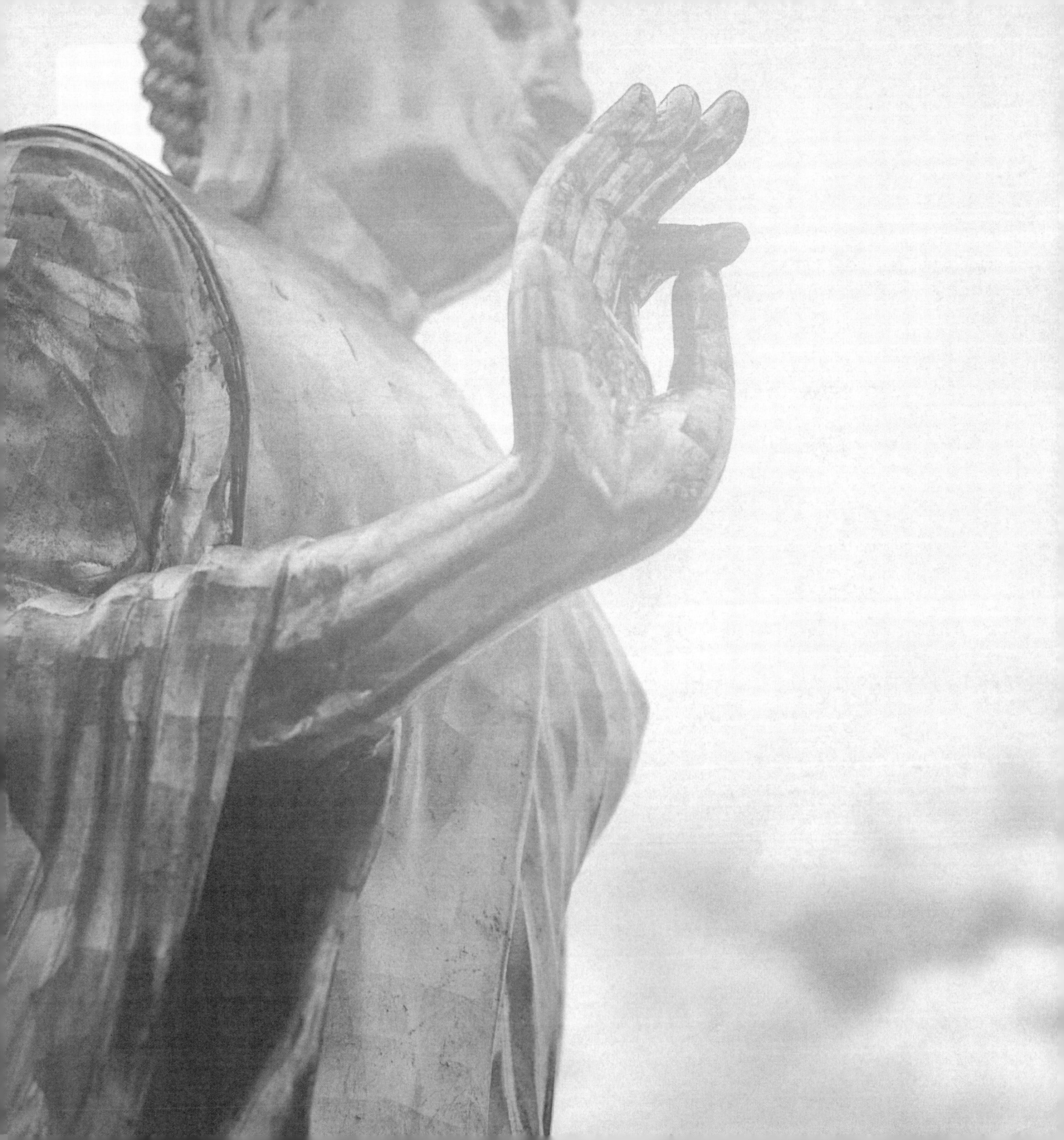

Yogi Ramacharaka

# HATHA YOGA

## *Die Kunst des körperlichen Wohlbefindens*

AURINIA

**Yogi Ramacharaka alias** William Walker Atkinson

HATHA YOGA – DIE KUNST DES KÖRPERLICHEN WOHLBEFINDENS



Umschlaggestaltung und Satz: Beate B. Köhler
Umschlagfoto: shutterstock.com
Lektorat: Anke Schenker
Herstellung: Robert B. Osten

Printed in Germany

1. Auflage
ISBN 978-3-95659-026-9

Besuchen Sie auch unsere Website: www.aurinia.de

# Inhalt

# Widmung

Dieses Buch ist respektvoll dem gesunden Mann und der gesunden Frau gewidmet. Sie haben (bewusst oder unbewusst) gewisse Dinge unternommen, um sich von der Kindheit zu einer gesunden, normalen Reife zu entwickeln. Wenn Sie (die Sie vielleicht nicht so gesund und normal sind) genauso die gleichen Dinge tun, gibt es keinen Grund, warum auch Sie nicht genauso sein sollten, wie sie es sind.

Dieses Buch ist mein Versuch, Ihnen zu sagen, was diese gesunden Männer und Frauen getan haben, um genau das zu sein, was sie sind. Lesen Sie und dann gehen Sie und tun Sie das Gleiche, soweit Sie können.

Wenn Sie an der Wahrheit meiner Aussagen zweifeln, so finden Sie einen gesunden Mann oder eine gesunde Frau und beobachten Sie ihn oder sie genau. Schauen Sie, ob er oder sie nicht die Dinge tut, auf die ich Sie in diesem Buch hingewiesen habe, und ob er oder sie nicht jene Dinge unterlässt, die ich Sie gebeten habe zu vermeiden. Ich bin bereit, meine Lehren diesem schweren Test zu unterziehen – wenden Sie sie an!

# Vorwort des Herausgebers

Als wir alles für die Herausgabe dieses Buches arrangierten, und zwar fast bis zur Drucklegung, war unsere ursprüngliche Absicht, dass es in einem gewissen Maße eine Ergänzung zu unserem Buch »Wissenschaft des Atems«, das vom gleichen Autor stammt, sein sollte. Dieses Buch sollte das Thema des »Hatha Yoga« aufgreifen, ausgenommen des Themas »Atem«, das in dem anderen Buch beschrieben wurde. Aber im letzten Augenblick beschlossen wir, dass es ein Fehler sein würde, ein Buch über Hatha Yoga zu publizieren, das einen solchen wichtigen Teil wie den Gegenstand des yogischen Atmens auslässt, auch wenn darüber in einem anderen Buch bereits geschrieben wurde. Diesen wichtigen Bestandteil von Hatha Yoga auszulassen würde eine Ungerechtigkeit den Käufern des neuen Buches gegenüber bedeuten, da viele von ihnen das erste Buch nie gelesen haben. Sie sind berechtigt zu erwarten, dass das vorliegende Buch alle Bereiche des Hatha Yoga behandelt. So entschieden wir uns, in diese Ausgabe die Teile der Wissenschaft des Atems, die strikt zum Thema Hatha Yoga gehören, aufzunehmen und eher solche Teile wegzulassen, die zu anderen Zweigen der Yoga-Philosophie gehören, wie z. B. Raja Yoga. Diese Tatsachen führen wir auf, damit der Käufer dieses Buches, der vielleicht auch das vorherige Buch gelesen hat, uns nicht beschuldigt, ein neues Buch mit Teilen eines alten zu füllen. Wir kündigten dieses Buch mit der Absicht an, nur die ergänzenden Teile, wie vorher bemerkt, anzugeben, und die Teile von »Wissenschaft des Atems«, die in dieses Buch eingefügt worden sind, kamen auf unsere eigenen Kosten hinzu – im Sinne einer »guten Maßnahme« oder um das »Dutzend vollzumachen«.

Es ist wahrscheinlich, dass wir in naher Zukunft die Raja-Yoga-Teile der »Wissenschaft des Atems« vom gleichen Autor in Angriff nehmen, diese besser ausführen und auf eine breitere Basis stellen und zur bereits geschaffenen Grundlage hinzufügen werden – genauso wie er es im vorliegenden Buch über die Grundlagen des Hatha Yoga getan hat, die im früher von uns publizierten Buch erschienen sind. Falls diese Richtung beibehalten wird, wird dieses Buch »Hatha Yoga« das erste einer Serie von Yogabüchern sein, die nacheinander die verschiedenen Bereiche der großen Yoga-Philosophie behandeln. Das Buch »Wissenschaft des Atems« dient hierbei als Einführung in die Serie und ist ein brauchbares Buch für Anfänger bzw. für jene, die sich gerade für Yoga zu interessieren beginnen.

Das vorliegende Buch »Hatha Yoga« befasst sich allgemein mit dem Physischen. Die psychischen, mentalen und spirituellen Bereiche von Yoga gehören zu anderen Zweigen der Arbeit. »Hatha Yoga« wird jedoch eine ausgezeichnete Grundlage sein, auf der der Schüler aufbauen kann, denn ein solider, starker, gesunder Körper ist für den Menschen, der seine Arbeit und seine Studien bestens verrichten möchte, notwendig, wie der Autor dieses Buches im Text so gut erklärt.

Der Autor hat für dieses Buch kein Vorwort geschrieben, da er der Meinung war, das Buch solle für sich selbst sprechen. Außerdem möge er die Idee nicht, so drückte er sich aus, »den Lesern seine Persönlichkeit aufzuzwingen«. Die Wahrheit sollte selbstbestätigend sein und keine persönliche Note erfordern, um sie wahr zu machen. Deshalb nimmt diese Bemerkung den Platz des Vorwortes ein.

≈ I ≈

# Was ist Hatha Yoga?

Die Wissenschaft des Yoga wird in mehrere Zweige unterteilt. Zu den bekanntesten und führenden Bereichen gehören:

1. Hatha Yoga
2. Raja Yoga
3. Karma Yoga
4. Jnana Yoga

Dieses Buch ist nur dem Erstgenannten gewidmet. Ich unternehme keinen Versuch, hier die anderen Bereiche zu beschreiben, obwohl ich über diese großen Zweige des Yoga in künftigen Schriften einiges zu sagen haben werde.

Hatha Yoga ist jener Zweig der yogischen Philosophie, der sich mit dem physischen Körper, seiner Pflege, seinem Wohlbefinden, seiner Gesundheit und seiner Stärke beschäftigt, eben all dem, was darauf abzielt, ihn in seinem natürlichen und normalen Gesundheitszustand zu halten. Hatha Yoga lehrt eine natürliche Lebensweise und bejaht den Ausruf, der schon von so vielen in der westlichen Welt getan wurde: »Lasst uns zur Natur zurückkehren!«, allerdings davon ausgehend, dass der Yogi nicht zurückkehren muss, da er bereits da ist. Der Yogi hat sich schon immer nach der Natur und ihren Wegen gerichtet und wurde nicht durch den wahnsinnigen Ansturm auf äußerliche Dinge geblendet und verführt, in dem die modernen zivilisierten Völker vergessen haben, dass es so etwas wie die Natur gibt. Moden und soziale Bestrebungen haben das Bewusstsein des Yogi nicht erreicht – er lächelt über diese Dinge und betrachtet sie wie kindliche Spiele. Er ist nicht aus den Armen der Natur gelockt worden, sondern kuschelt sich weiter in den Schoß seiner guten Mutter, da sie ihm immer Nahrung, Wärme und Schutz gegeben hat. Hatha Yoga ist erstens Natur, zweitens *Natur* und bis zuletzt NATUR. Wenn Sie mit einer Auswahl an Methoden, Plänen, Theorien etc. konfrontiert werden, so wenden Sie immer den Prüfstein an: »Was ist der natürliche Weg?« Wählen Sie immer das, was der Natur am nächsten zu sein scheint. Dieses Vorgehen ist gut für meine Studierenden, wenn sie ihre Aufmerksamkeit auf die vielen Theorien, Modeerscheinungen, Methoden, Pläne und Ideen bezüglich der Gesundheitsrichtlinien richten, mit denen die westliche Welt überflutet wird. Wenn man sie beispielsweise glauben macht, dass sie Gefahr laufen, ihren »Magnetismus« zu verlieren, weil sie mit der Erde in Kontakt kommen, und man ihnen rät, Gummisohlen und Absätze an ihren Schuhen zu tragen und in mit Glasfüßen isolierten Betten zu schlafen, um die Natur (Mutter Erde) daran zu hindern, ihnen den Magnetismus abzusaugen, den sie den Menschen gerade gegeben hat – dann sollten Sie sich fragen: »Was sagt die Natur dazu?« Und um herauszufinden, was die Natur sagt, sollten Sie schauen, ob die Natur Pläne für die Herstellung und das Tragen von Gummisohlen oder Glasfüße für Betten in Betracht gezogen hätte. Schauen Sie, ob die starken, anziehenden Menschen voller Vitalität diese Dinge tun. Schauen Sie, ob die energischsten Völker der Welt diese Dinge getan haben. Beobachten Sie, ob Sie sich durch das Liegen auf einer Wiese geschwächt fühlen oder ob es nicht der natürliche Impuls des Menschen ist, sich im Schoß der guten Mutter Erde auszustrecken. Schauen Sie, ob der natürliche Impuls der Kindheit nicht darin besteht, barfuß zu laufen, und ob es nicht die Füße erfrischt, die Schuhe (z. B. Gummisohlen) wegzulassen und barfuß herumzulaufen. Schauen Sie, ob Gummistiefel für Magnetismus und Vitalität besonders förderlich sind und so weiter. Ich gebe Ihnen dies bloß als Beispiel und möchte beim besten Willen keine Zeit damit verschwenden, die Vor- und Nachteile von Gummisohlen oder gläsernen Bettfüßen als Konservierungsmittel des Magnetismus zu diskutieren. Ein wenig Beobachtung zeigt dem Menschen, dass alle Antworten der Natur ihn lehren, dass er viel von seinem Magnetismus von der Erde erhält und dass die Erde eine Batterie ist, geladen mit Magnetismus, die immer bereit und bestrebt ist, dem Menschen ihre Kraft abzugeben. Sie hat bestimmt keinen Mangel an Magnetismus oder ist etwa darauf erpicht, den Magnetismus dem Menschen, ihrem Kind, zu entziehen. Einige dieser »Letzten-Tage-Propheten« werden als Nächstes lehren, dass die Luft dem Menschen das Prana entzieht, statt es ihm zu geben.

Wenden Sie diesen Naturtest auf jeden Fall bei allen Theorien dieser Art an – meine natürlich mit eingeschlossen – und wenn sie nicht mit der Natur übereinstimmen, werfen Sie sie einfach weg. Diese Regel ist sicher. Die Natur weiß, worum es geht – sie ist Ihre Freundin und nicht Ihr Feind.

Es hat viele und höchst wertvolle Arbeiten gegeben, die über die anderen Zweige der yogischen Philosophie geschrieben wurden, aber das Thema Hatha Yoga wurde mit einer kurzen Referenz von den meisten Autoren des Yoga ausgelassen. Das ist hauptsächlich darauf zurückzuführen, dass es in Indien eine Horde unwissender Bettler der niederen Fakirkaste gibt, die sich als Hatha Yogis ausgeben, aber nicht die geringste Vorstellung von den grundlegenden Prinzipien dieses Zweiges des Yoga haben. Diese Leute geben sich damit zufrieden, die Kontrolle über einige unwillkürliche Körpermuskeln erreicht zu haben. Eine Sache, die jedermann möglich ist, der ihr die Zeit und Mühe widmet, die dazu notwendig ist. Sie erwerben so die Fähigkeit, einige ungewöhnliche »Tricks« auszuführen, die sie zum Vergnügen und zur Unterhaltung (oder zum

Ekel) westlicher Touristen zur Schau stellen. Einige ihrer Kunststücke sind ganz wunderbar, wenn man sie vom Standpunkt der Kuriosität betrachtet. Wir hören von Menschen, die mit Stolz solche Tricks und erworbenen Gewohnheiten zur Schau stellen, wie zum Beispiel die Fähigkeit der Umkehr der Peristaltik der Eingeweide und Gedärme und der Umkehr der Schluckbewegung der Speiseröhre. Sie geben so eine ekelhafte Darstellung einer völligen Umkehrung der normalen Prozesse dieser Körperteile. So werden in den Dickdarm eingeführte Gegenstände nach oben gebracht und durch die Speiseröhre ausgeworfen. Das geschieht durch die umgekehrte Bewegung der unwillkürlichen Muskeln. Aus der Sicht eines Arztes ist das sehr interessant, aber für den Laien ist es ekelerregend und eines Menschen gänzlich unwürdig. Andere Kunststücke dieser sogenannten Hatha Yogis sind mit dem widerstrebend angegebenen Beispiel ebenbürtig. Von ihren Darbietungen kenne ich keine, die von geringstem Interesse oder Nutzen für einen Menschen wäre, der einen gesunden, normalen, natürlichen Körper erhalten möchte.

Diese Bettler sind mit der Klasse der Fanatiker in Indien, die den Titel »Yogi« angenommen haben, verwandt. Sie weigern sich, ihren Körper aus religiösen Gründen zu waschen, oder sitzen mit erhobenem Arm, bis er ausgetrocknet ist. Manche lassen ihre Fingernägel so lange wachsen, bis sie ihre Hände durchbohren, andere sitzen so still, dass die Vögel ein Nest in ihren Haaren bauen. Oder sie führen andere lächerliche Kunststücke durch, um sich vor der unwissenden Mehrheit als »heiliger Mann« zu präsentieren oder um gelegentlich von der unwissenden Masse gespeist zu werden, die glaubt, sich durch diese Handlung einen zukünftigen Bonus zu verdienen. Diese Leute sind entweder riesige Gauner oder selbstbetrügerische Fanatiker. Sie werden von den wirklichen Yogis mit Mitleid betrachtet. Die wirklichen Yogis betrachten Hatha Yoga als einen wichtigen Zweig ihrer Philosophie, weil es dem Menschen einen gesunden Körper gibt – ein Instrument, mit dem man arbeiten kann, einen passenden Tempel für den Geist.

In diesem Buch habe ich mich bemüht, die grundlegenden Prinzipien des Hatha Yoga in einer klaren, einfachen Form zu vermitteln – den Yogaplan des physischen Lebens. Zudem habe ich versucht, Ihnen die Begründung für jeden Plan zu nennen. Ich habe es für notwendig gehalten, Ihnen zuerst in den Worten der westlichen Physiologie die unterschiedlichen Funktionen des Körpers zu erklären und dann den Plan und die Methoden der Natur anzugeben, an den man sich so weit wie möglich halten sollte. Der Plan ist kein medizinischer Ratgeber und beinhaltet nichts über Medizin, auch praktisch nichts zur Heilung von Krankheiten – ausgenommen der Hinweise, was man tun sollte, um in den natürlichen Zustand zurückzukommen. Seine Grundidee ist der gesunde Mensch und sein Hauptziel besteht darin, den Menschen zu helfen, sich dem Standard eines normalen Menschen anzupassen. Ich glaube allerdings, dass das, was einen gesunden Menschen gesund erhält, einen ungesunden Menschen gesund werden lässt, wenn er sich an den Plan hält.

Hatha Yoga predigt eine gesunde, natürliche, normale Lebensweise, die, wenn sie befolgt wird, jedem zugutekommt. Diese Lebensweise ist naturnah und setzt sich für die Rückkehr zu natürlichen Methoden ein, anstatt denen zu folgen, die um uns herum in unseren künstlichen Lebensweisen entstanden sind.

Dieses Buch ist einfach, ganz einfach, in der Tat so einfach, dass viele es wahrscheinlich zur Seite legen werden, da es nichts Neues oder Aufsehenerregendes enthält. Vielleicht haben Sie sich einige Tricks der bettelnden Yogis erhofft oder auch Anleitungen, wie diese Kunststücke nachgeahmt werden können. Diesen Leuten muss ich sagen, dass das vorliegende Buch nicht diese Art von Buch ist. Ich werde Ihnen nicht sagen, wie man vierundsiebzig Arten von Stellungen einnimmt, noch wie man ein Stoffstück durch die Eingeweide zieht mit dem Zweck sie zu reinigen (vergleichen Sie gerne mit den Plänen der Natur). Auch sage ich nicht, wie man den Herzschlag stoppt oder Tricks mit einem Apparat ausführt. Sie werden kein noch so kleines Bisschen von solchen Lehren hier finden. Ich sage Ihnen hingegen, wie Sie einem rebellischen Organ befehlen können, wieder ordentlich zu funktionieren, sowie einige andere Dinge über die Kontrolle eines Teils, der unfreiwillig in Streik getreten ist. Und diese Dinge habe ich nur mit dem Ziel erwähnt, damit aus dem Menschen ein gesundes Wesen wird – und nicht damit ein Freak aus ihm wird.

Ich habe nicht viel über Krankheiten gesagt. Ich habe es vorgezogen, Ihren Blick auf den gesunden Mann und die gesunde Frau zu lenken, und ich bitte Sie, gut auf sie zu schauen und festzustellen, was sie gesund macht und was sie gesund erhält. Dann lenke ich Ihre Aufmerksamkeit auf das, was sie tun und wie sie es tun. Und dann werde ich Ihnen sagen, es ihnen gleichzutun, wenn Sie wie sie sein wollen. Das ist alles, was ich tun werde. Aber dieses »alles« beinhaltet all das, was für Sie getan werden kann – den Rest müssen Sie selbst tun.

In anderen Kapiteln erkläre ich, warum die Yogis für ihren Körper sorgen. Ich spreche auch von den zugrunde liegenden Prinzipien des Hatha Yoga, dem Glauben in die Intelligenz hinter allem Leben, das Vertrauen in das Große Lebensprinzip, um seine Arbeit sorgfältig fortzuführen, und darüber, dass der Glaube – falls wir uns auf dieses große Lebensprinzip verlassen und ihm erlauben, in uns und durch uns zu wirken – alles in unserem Körper zum Besten führen wird. Lesen Sie weiter und Sie werden sehen, was ich Ihnen sagen will. Sie werden die Nachricht erhalten, die ich Ihnen zu liefern beauftragt wurde. Um die Frage zu beantworten, mit der dieses Kapitel überschrieben ist – »Was ist Hatha Yoga?« –, sage ich Ihnen: Lesen Sie dieses Buch zu Ende und Sie werden ein wenig besser verstehen, was Hatha Yoga wirklich ist. Um alles herauszufinden, setzen Sie die Regeln in diesem Buch in die Praxis um. Damit werden Sie einen guten, fairen Start auf dem Weg zu dem Wissen bekommen, das Sie suchen.

# ≈ 2 ≈

# Die Achtung des Yogi für den physischen Körper

Für den gelegentlichen Betrachter präsentiert die Yoga-Philosophie eine anscheinende Ungereimtheit in ihren Lehrsätzen. Während der physische Körper für materiell gehalten wird und somit verglichen mit den höheren Prinzipien des Menschen nichtig ist, widmet Hatha Yoga dem Unterricht seiner Schüler in Sachen Aufmerksamkeit, Ernährung, Training, Übung und Verbesserung des physischen Körpers gleichzeitig viel Sorgfalt und Bedeutung. Tatsächlich ist mit Hatha Yoga ein ganzer Zweig der Yogalehren dieser Pflege des physischen Körpers gewidmet, der sehr detailliert auf die Anleitung seiner Schüler in den Prinzipien der körperlichen Ausbildung und Entwicklung eingeht.

Westliche Asien-Reisende, die gesehen haben, welche Fürsorge die Yogis ihrem Körper entgegenbringen und welche Zeit und Aufmerksamkeit sie dieser Aufgabe widmen, sind zu dem Schluss gekommen, dass die Yoga-Philosophie bloß eine asiatische Form der Körperkultur sei. Vielleicht etwas mehr ausgefeilt, aber ein System ohne spirituellen Inhalt. So viel dazu, lediglich die äußeren Formen zu sehen und nicht genug zu wissen, um hinter die Kulissen zu blicken.

Ich brauche meinen Schülern kaum den wahren Grund für die Achtung des Yogi für seinen Körper zu erklären. Auch brauche ich mich nicht für die Herausgabe dieses Buches, das als Ziel die Anleitung des Yogaschülers zur Pflege und wissenschaftlichen Entwicklung des physischen Körpers hat, zu entschuldigen.

Wussten Sie, dass die Yogis glauben, dass der wahre Mensch nicht sein Körper ist? Die Yogis wissen, dass das unsterbliche Ich, dessen sich jedes menschliche Lebewesen mehr oder weniger bewusst ist, nicht der Körper ist, den es bloß besetzt und nutzt. Sie wissen, dass der Körper nichts ist als ein Anzug, den der Geist von Zeit zu Zeit an- und auszieht. Sie kennen den Körper als das, was er ist, und unterliegen nicht dem Glauben, dass er der wahre Mensch sei. Und obwohl sie diese Dinge wissen, wissen sie auch, dass der Körper das Werkzeug ist, in dem und durch das sich der

Geist manifestiert und wirkt. Sie wissen, dass diese fleischliche Hülle zur Manifestation und zum Wachstum des Menschen in dieser besonderen Phase seiner Entwicklung notwendig ist. Sie wissen, dass der Körper der Tempel des Geistes ist. Und deshalb glauben sie, dass die Pflege und die Entwicklung des Körpers eine genauso wertvolle Aufgabe ist, wie die Entwicklung einiger der höheren Komponenten des Menschen. Denn in einem ungesunden und nicht perfekt entwickelten physischen Körper kann der Geist nicht ordnungsgemäß funktionieren, noch kann dieses Instrument zum besten Vorteil durch seinen Meister, den Geist, benutzt werden.

Es ist wahr, dass der Yogi über diesen Punkt hinausgeht und darauf besteht, dass der Körper unter die vollkommene Kontrolle des Denkprinzips gebracht werden müsse und dass dieses Instrument schließlich so geschliffen wird, dass es bei der Berührung durch die Hand des Meisters reagiert.

Aber der Yogi weiß, dass der höchste Grad der Reaktionsfähigkeit seitens des Körpers nur erreicht wird, wenn der Körper ordnungsgemäß gepflegt, ernährt und entwickelt wird. Der hoch trainierte Körper muss zu allererst ein starker, gesunder Körper sein. Aus diesen Gründen spendet der Yogi der physischen Seite seiner Natur große Aufmerksamkeit und Sorgfalt. Aus demselben Grund bildet das asiatische System der Körperkultur einen Teil der Yoga-Wissenschaft des Hatha Yoga.

Der westliche Enthusiast der Körperkultur entwickelt seinen Körper des Körpers willen und glaubt oft, dass er der Körper sei. Der Yogi entwickelt seinen Körper mit dem Wissen, dass dieser ein Instrument zum Gebrauch des wahren Wesens seiner Selbst ist. Nur aus diesem Grund perfektioniert er dieses Instrument bis zum Ende, damit es für die Arbeit des Seelenwachstums verwendet werden kann. Der Körperkulturmensch gibt sich mit bloßen mechanischen Bewegungen und Übungen zur Entwicklung der Muskeln zufrieden. Der Yogi wirft das Denkprinzip mit in die Aufgabe und entwickelt nicht nur Muskeln, sondern genauso jedes Organ, jede Zelle und jeden Teil seines Körpers. Er macht nicht nur das, sondern erlangt auch die Kontrolle über jeden Teil seines Körpers. Er gewinnt die Meisterschaft über den unwillkürlichen Teil seines Organismus, worüber der durchschnittliche Körperkulturmensch praktisch nichts weiß.

Ich vertraue darauf, dem westlichen Schüler den Weg der Yogalehren über die Vervollkommnung des physischen Körpers aufzuzeigen. Ich bin mir sicher, dass derjenige, der mir sorgfältig und bewusst folgt, für seine Zeit und seine Mühe reichlich belohnt werden wird. Er wird das Gefühl der Meisterschaft über einen glänzend entwickelten Körper haben, auf den er ebenso stolz sein kann wie ein Geigenvirtuose auf seine Stradivari, die beinahe mit Intelligenz der Berührung seines Bogens folgt, oder wie ein Handwerksmeister stolz auf seine perfekten Werkzeuge ist, die ihn befähigen, schöne und nützliche Dinge für die Welt zu erschaffen.

# ≈ 3 ≈

# Die Arbeit des göttlichen Architekten

Die yogische Philosophie lehrt, dass Gott jedem Individuum eine physische Maschine gibt, die dessen Bedürfnissen entspricht, und es auch mit den Mitteln ausstattet, sie in Ordnung zu halten und zu reparieren, falls die eigene Nachlässigkeit dazu führt, dass sie ineffizient wird. Die Yogis erkennen den menschlichen Körper als das Werk einer großen Intelligenz an. Sie betrachten ihren Organismus als eine arbeitende Maschine, deren Konzeption und Wirkungsweise größte Weisheit und Sorgfalt erkennen lässt. Sie wissen, dass der Körper wegen der Großen Intelligenz existiert, und sie wissen, dass die gleiche Intelligenz auch durch den physischen Körper wirkt und der Einzelne, sobald er im Einklang mit der Arbeit des Göttlichen Gesetzes ist, sein Werk mit Gesundheit und Stärke fortsetzen wird. Sie wissen auch, dass bei einem Verstoß des Menschen gegen dieses Gesetz Disharmonie und Krankheiten entstehen. Sie glauben, es sei lächerlich anzunehmen, diese Große Intelligenz habe diesen schönen menschlichen Körper geschaffen und sei dann weggelaufen und hätte ihn seinem Schicksal überlassen. Sie wissen, dass diese Intelligenz immer noch jede auch noch so kleine Funktion des Körpers überwacht, dass man ihr ruhig vertrauen kann und sich nicht zu fürchten braucht.

Diese Intelligenz, deren Manifestation wir mit »Natur« oder dem »Lebensprinzip« oder ähnlichen Begriffen bezeichnen, ist ständig in Bereitschaft, Schäden zu reparieren, Wunden zu heilen, gebrochene Knochen zusammenzufügen, schädliches Material, das sich im System angesammelt hat, zu entsorgen und die Maschine in tausenderlei Art und Weise in gutem Betriebszustand zu halten. Viel von dem, was wir Krankheit nennen, ist in Wirklichkeit eine vorteilhafte Handlung der Natur, die darauf abzielt, jene giftigen Substanzen loszuwerden, denen wir erlaubt haben, in unser System einzutreten und dort zu verweilen.

Lassen Sie uns sehen, was dieser Körper bedeutet. Nehmen wir an, eine Seele sucht eine Wohnstätte, in der sie diese Phase ihrer Existenz ausarbeiten kann. Eingeweihte wissen, dass die Seele, um sich irgendwie zu manifestieren, eine fleischliche Behausung braucht. Lassen Sie uns anschauen, was die Seele in Form eines Körpers benötigt, und dann lassen Sie uns schauen, ob die Natur ihr das gegeben hat, was sie braucht.

Zu allererst braucht die Seele ein hochorganisiertes physisches Denkinstrument und eine zentrale Schaltstelle, von der aus sie die Arbeiten des Körpers lenken kann. Die Natur stellt dafür dieses wundervolle Instrument, das menschliche Gehirn, zur Verfügung, dessen Möglichkeiten wir noch immer nur ansatzweise erkennen können. Jener Teil des Gehirns, das der Mensch in diesem Stadium seiner Entwicklung nutzt, ist nichts als ein winziger Teil des gesamten Gehirnbereiches. Der unbenutzte größere Teil wartet auf die Evolution der Gattung Mensch. Zweitens braucht die Seele Organe, die so beschaffen sind, dass sie die verschiedenen Formen äußerer Eindrücke empfangen und aufzeichnen können. Die Natur stellt dafür die Augen, die Nase, die Ohren, das Geschmacksorgan und die Nerven bereit, durch die wir fühlen. Die Natur hält weitere Sinne in Reserve, bis ihre Notwendigkeit für unsere Gattung spürbar wird.

Dann werden Kommunikationsmittel zwischen dem Gehirn und den verschiedenen Teilen des Körpers benötigt. Die Natur hat den Körper in einer wundervollen Weise mit Nerven »verkabelt«. Das Gehirn telegrafiert über diese Leitungen seine Instruktionen an alle Teile des Körpers, sendet seine Befehle an Zellen und Organe und verlangt sofortige Ausführung. Das Gehirn erhält von allen Teilen des Körpers Nachrichten, die es vor Gefahr warnen, nach Hilfe rufen, Beschwerden anbringen etc.

Dann braucht der Körper Mittel, um sich in der Welt zu bewegen. Er ist den geerbten pflanzenähnlichen Tendenzen entwachsen und möchte sich »fortbewegen«. Darüber hinaus möchte er sich nach Dingen ausstrecken und sie zu seinem eigenen Gebrauch verwenden. Die Natur hat für Muskeln und Sehnen gesorgt, mit denen die Gliedmaßen arbeiten. Dann braucht der Körper einen Rahmen, um ihn in Form zu halten, um ihn vor Stößen zu schützen, um ihm Stärke und Standfestigkeit zu geben und ihn abzustützen. Die Natur gibt dazu das Knochengerüst, bekannt als das Skelett – ein herrliches Stück Maschine, das unser genaueres Studium wert ist. Ebenso braucht die Seele körperliche Möglichkeiten zur Verständigung mit anderen verkörperten Seelen. Die Natur liefert diese Kommunikationsmittel mit den Organen für Sprache und Hören.

Der Körper benötigt zudem ein Transportsystem, um Reparaturmaterial in alle Teile seines Systems zu bringen und aufzubauen, aufzufüllen, zu reparieren und all diese verschiedenen Teile zu stärken. Ein ähnliches System braucht er, um Abfall und abgestoßene Materie zum »Krematorium« zu transportieren, wo sie verbrannt und aus dem System ausgeschieden werden. Die Natur gibt uns das lebenstragende Blut, die Arterien und Venen, in denen es hin- und herfließt und seine Arbeit tut, sowie die Lungen, um das Blut mit Sauerstoff anzureichern und die Abfallprodukte zu verbrennen.

Der Körper braucht Material von außen, mit dem er seine Teile aufbauen und reparieren kann. Die Natur stellt die Mittel zur Verfügung, Nahrung aufzunehmen und zu verdauen, die nährenden Elemente zu extrahieren, sie zur Absorption durch das System umzuwandeln und Abfallprodukte auszuscheiden.

Und zu guter Letzt wird der Körper mit Mitteln ausgestattet, um sich zu reproduzieren und anderen Seelen fleischliche Behausungen bereitzustellen.

Jedem von uns sollte es Wert sein, sich die Zeit zu nehmen und sich über die wundervollen Mechanismen und Funktionen des Körpers zu informieren. Wir erhalten durch dieses Studium eine überzeugende Erkenntnis der Realität dieser großen Intelligenz in der Natur. Wir sehen das große Lebensprinzip in Betrieb. Wir sehen, dass dieses Prinzip kein blinder Zufall oder ein zufälliges Ereignis, sondern das Werk einer mächtigen Intelligenz ist. Dann beginnen wir, dieser Intelligenz zu vertrauen, und wissen, dass das, was uns in dieses körperliche Dasein gebracht hat und durch das Leben tragen wird, dass diese Macht, die uns einst in ihre Obhut nahm, uns auch jetzt in Obhut nimmt und für immer in Obhut nehmen wird.

Wenn wir uns dem Zufluss des großen Lebensprinzips öffnen, werden wir auch davon profitieren. Wenn wir ihn fürchten oder ihm nicht vertrauen, verschließen wir die Tür vor ihm und müssen unweigerlich leiden.

# ≈ 4 ≈
# Unser Freund, die Lebenskraft

Viele Leute machen den Fehler und betrachten eine Krankheit als eine Instanz, als eine wirkliche Sache, als einen Gegner der Gesundheit. Das ist unzutreffend. Gesundheit ist der natürliche Zustand des Menschen und Krankheit ist einfach die Abwesenheit von Gesundheit. Wer den Gesetzen der Natur Folge leistet, wird nicht krank. Wenn gegen ein Gesetz verstoßen wird, resultieren daraus anormale Bedingungen, gewisse Symptome manifestieren sich und diesen Symptomen geben wir den Namen einer Krankheit. Das, was wir Krankheit nennen, ist einfach das Ergebnis des Versuches der Natur, die anormalen Bedingungen abzuschütteln bzw. zu vertreiben, um die normale Tätigkeit wieder aufnehmen zu können.

Wir neigen dazu, Krankheit als Ganzes aufzufassen und sie so zu bezeichnen. Wir sagen, »sie« greift uns an. Wir sagen, »sie« sitze in einem Organ. Wir sagen, »sie« nehme ihren Verlauf. Wir sagen, dass »sie« sehr bösartig oder eher leicht sei. Wir sagen, »sie« widerstehe hartnäckig jeglicher Behandlung. Wir sagen, »sie« weiche schnell etc. etc. Wir sprechen von ihr, als wäre sie ein Wesen, das über Charakter, Gemüt und Lebensqualitäten verfüge. Wir betrachten die Krankheit als etwas, das Besitz von uns ergreift und seine Kraft für unsere Zerstörung nutzt. Wir sprechen von ihr wie von einem Wolf in einer Schafherde, wie von einem Fuchs in einem Hühnerstall oder wie von einer Ratte im Kornspeicher – und wir machen uns auf, sie so zu bekämpfen, wie wir es mit einem der gerade erwähnten Tiere tun würden. Wir versuchen, sie zu töten oder zumindest zu verjagen.

Die Natur ist nicht launisch oder unzuverlässig. Das Leben manifestiert sich im Körper durch die Befolgung gut etablierter Gesetze. Und es geht seinen Weg, langsam und steigend, bis es seinen Höhepunkt erreicht hat; dann langsam den Niedergang antretend, bis seine Zeit kommt und der Körper abgelegt wird wie ein altes, abgetragenes Kleidungsstück und die Seele hinaustritt, um ihrer Mission zur weiteren Entwicklung zu folgen. Die Natur hat es nie beabsichtigt, dass der Mensch sich von seinem Körper trennen soll, bevor ein reifes Alter erreicht worden ist. Die Yogis wissen, dass der Tod eines jungen Menschen oder Menschen mittleren Alters genauso selten ist wie der Tod durch Unfall, wenn die Gesetze der Natur von Kindheit an befolgt werden.

In jedem physischen Körper steckt eine gewisse Lebenskraft, die ständig ihr Bestes für uns gibt – ungeachtet der leichtsinnigen Art und Weise, in der wir gegen die grundlegenden Prinzipien der rechten Lebensführung verstoßen. Vieles von dem, was wir Krankheit nennen, ist lediglich eine Abwehrmaßnahme dieser Lebenskraft – eine Heilwirkung. Das ist keine Abwärtsbewegung, sondern eine Aufwärtsbewegung des lebenden Organismus. Die Aktion ist anormal, weil die Bedingungen anormal sind. Die ganze erholungsfördernde Anstrengung der Lebenskraft zielt auf die Wiederherstellung der normalen Bedingungen ab.

Das erste große Prinzip der Lebenskraft ist die Selbsterhaltung. Dieses Prinzip wird überall dort deutlich erkennbar, wo Leben existiert. Unter seiner Wirkung ziehen sich das Männliche und das Weibliche an, werden der Embryo und das Kind mit Nahrung versorgt, wird die Mutter dazu veranlasst, heroisch die Schmerzen der Geburt zu ertragen, und werden die Eltern dazu angehalten, ihrem Nachkommen selbst unter widrigsten Umständen Obdach und Schutz zu gewähren. All das bedeutet den Instinkt der Erhaltung der Spezies.

Der Instinkt der Erhaltung des individuellen Lebens ist ebenso stark. »Alles das, was der Mensch besitzt, wird er für sein Leben geben«, sagt der Schriftsteller. Während es für den entwickelten Menschen nicht ganz wahr ist, ist es doch wahr genug, um das Prinzip der Selbsterhaltung zu illustrieren. Und dieser Instinkt kommt nicht vom Intellekt, sondern ist einer der Grundsteine des Seins. Es ist der Instinkt, der den Intellekt oft außer Kraft setzt. Er bewirkt, dass sich die Beine eines Menschen selbstständig machen, selbst wenn er fest entschlossen war, einer gefährlichen Situation zu trotzen. Der Instinkt veranlasst einen Schiffbrüchigen, gegen einige der Zivilisationsregeln zu verstoßen – er bringt ihn dazu, seinen Mitmenschen zu töten, zu essen und sein Blut zu trinken. Dieser Instinkt hat die Menschen entsetzliche Dinge tun lassen und wilde Bestien aus ihnen gemacht, und er behauptet unter vielen und unterschiedlichen Bedingungen seine Übermacht. Dennoch arbeitet er immer für das Leben, für mehr Leben, für die Gesundheit, für mehr Gesundheit. Und nicht selten macht er uns krank, um uns gesünder zu machen. Er bringt eine Krankheit hervor, um faule Materie loszuwerden, die durch unsere Torheit und Nachlässig in unser System eindringen durfte.

Dieses Prinzip der Selbsterhaltung seitens der Lebenskraft bewegt uns ebenso sicher in Richtung Gesundheit, wie der magnetische Einfluss eine Kompassnadel nach Norden zeigen lässt. Wir können uns abwenden und dem Impuls nicht folgen, aber der Drang ist immer da. In uns steckt derselbe Instinkt, der ein Samenkorn drängt, einen Keim hervorzubringen und dabei Gewicht beiseitezuschieben, die häufig tausend Mal schwerer sind als er selbst. Nichts bremst ihn in seinem Drang, ans Sonnenlicht zu gelangen. Der gleiche Impuls bewirkt, dass der Schössling aufschießt und Wurzeln erzeugt, um sich nach unten und seitwärts auszubreiten. Sind die Richtungen auch unterschiedlich, geschieht jede dieser Bewegungen in die *richtige* Richtung. Wenn wir uns verletzen, beginnt die Lebenskraft die Wunde zu heilen. Sie tut ihre Arbeit mit bewundernswert viel Scharfsinn und Präzision. Alles, was wir oder der Chirurg tun können, wenn wir uns ein Bein gebrochen haben, ist den Knochen wieder in die richtige Stellung zu bringen und ihn in dieser Position zu halten, während die großartige Lebenskraft die Bruchstücke »zusammenstrickt«. Wenn wir hinfallen oder unsere Muskeln oder Bänder reißen, so ist alles, was wir tun können, die Dinge mit einer gewissen Aufmerksamkeit zu beobachten. Die Lebenskraft beginnt ihre Arbeit zu tun, greift auf die notwendigen Materialien aus dem System zurück und repariert den Schaden.

Ist der Mensch in guter körperlicher Verfassung, wird seine Lebenskraft dafür sorgen, dass er sich von beinahe jedem Zustand erholen wird, es sei denn, die lebenswichtigen Organe sind zerstört worden. Alle Ärzte wissen das und so wird es an den Universitäten gelehrt. Wurde das physische System heruntergefahren, wird die Erholung viel schwieriger, wenn nicht gar unmöglich, weil die Leistungsfähigkeit der Lebenskraft beeinträchtigt und nun gezwungen ist, unter widrigen Bedingungen zu arbeiten. Seien Sie dennoch versichert, dass die Lebenskraft unter den gegebenen Bedingungen immer das Beste für Sie geben wird. Auch wenn die Lebenskraft für Sie nicht all das leisten kann, was sie leisten will, wird sie den Versuch nicht als hoffnungslos aufgeben – sie wird sich an die Umstände anpassen und das Beste daraus machen. Geben Sie der Lebenskraft freie Hand und sie wird Sie in bester Gesundheit halten. Schränken Sie sie durch irrationale und unnatürliche Lebensweisen ein, wird sie immer noch versuchen, Sie durchzubringen. Sie wird Ihnen mit ihren besten Fähigkeiten bis zum Ende dienen, auch wenn sie zuvor sorg- oder gar rücksichtslos gehandelt haben. Sie wird bis zum Ende für Sie kämpfen.

Das Prinzip der Anpassung manifestiert sich in allen Formen des Lebens. Wenn ein in eine Felsspalte gelegter Samen zu wachsen beginnt, wird er entweder in die Form des Felsens gepresst oder sprengt, falls er stark genug ist, den Felsen in zwei Teile und erlangt seine normale Form. So ist es auch beim Menschen. Er schafft es, in allen Klimazonen und zu allen Bedingungen zu leben und zu gedeihen. Seine Lebenskraft hat sich an diese Konditionen angepasst und dort, wo sie den Fels nicht spalten konnte, hat sie den Sprössling in einer etwas verzerrten Form, aber immer noch lebendig und widerstandsfähig hervorgebracht.

Kein Organismus kann krank werden, wenn die adäquaten Bedingungen für die Gesundheit eingehalten werden. Gesundheit ist nichts anderes als »Leben unter normalen Bedingungen«, während Krankheit »Leben unter anormalen Bedingungen« ist. Jene Bedingungen, die den Menschen zu einem gesunden, energiereichen Menschen heranwachsen ließen, sind notwendig, um ihn in Gesundheit und bei Lebenskraft zu halten. Werden die richtigen Bedingungen eingehalten, wird die Lebenskraft bestens arbeiten. Sind die

Bedingungen jedoch ungünstig, wird die Lebenskraft nur in der Lage sein, sich unvollkommen zu manifestieren, und daraus folgt mehr oder weniger das, was wir Krankheit nennen. Wir leben in einer Zivilisation, die uns eine mehr oder weniger unnatürliche Lebensweise aufzwingt, weshalb es der Lebenskraft schwerfällt, uns so zu helfen, wie sie es gerne tun würde. Wir essen nicht natürlich. Wir trinken nicht natürlich. Wir schlafen nicht natürlich. Wir atmen nicht natürlich. Und wir kleiden uns nicht natürlich. Wir haben Dinge getan, die wir besser unterlassen hätten, und wir haben Dinge nicht getan, die wir besser getan hätten, und deshalb ist keine Gesundheit in uns – oder wie ich hinzufügen könnte: ebenso wenig Gesundheit, wie wir auf uns achtgeben.

Wir haben uns mit der Frage der »Freundlichkeit« der Lebenskraft beschäftigt, weil sie eine Angelegenheit ist, die gewöhnlich von denen übersehen wird, die sie nicht studiert haben. Lebenskraft ist ein Bestandteil der Philosophie des Hatha Yoga und die Yogis messen ihr in ihrer Lebensführung eine große Bedeutung bei. Sie wissen, dass sie einen guten Freund und einen starken Verbündeten in der Lebenskraft haben. Sie erlauben ihr, frei durch sie hindurchzuströmen, und versuchen, so wenig wie möglich in die Arbeit der Lebenskraft einzugreifen. Sie wissen, dass die Lebenskraft immer über ihr Wohlbefinden und ihre Gesundheit wacht, und haben das größte Vertrauen in sie.

Ein Großteil des Erfolgs des Hatha Yoga besteht in bestens ausgeklügelten Methoden, der Lebenskraft freien Spielraum zu gewähren und sie ohne Hindernisse arbeiten zu lassen. Die Methoden und Übungen des Hatha Yoga sind weitgehend diesem Zweck gewidmet. Das Ziel des Hatha Yogi ist es, den Weg von Hindernissen freizumachen und dem Streitwagen der Lebenskraft einen Weg auf einer glatten, sauberen Straße zu ermöglichen. Folgen Sie seinen Geboten und es wird mit Ihrem Körper zum Besten stehen.

# ≈ 5 ≈
# Das Körperlabor

Dieses Buch ist nicht als Lehrbuch der Physiologie gedacht. Da aber die Mehrheit der Menschen anscheinend keine oder nur wenig Ahnung von der Art, der Funktionsweise und dem Nutzen der verschiedenen Körperorgane hat, glaube ich, dass es gut ist, einige Worte über die wichtigsten Organe zu verlieren – jene nämlich, die mit der Aufnahme und Verdauung der Lebensmittel, die den Körper ernähren, zu tun haben. Diese Organe leisten die Laborarbeit des Systems.

Das erste Element der menschlichen Verdauungsmaschinerie, das ich erwähnen möchte, sind die Zähne. Die Natur hat uns mit Zähnen ausgestattet, damit wir unsere Nahrung zerbeißen und sie in kleine Teile zermalmen können. Damit erhält die Nahrung eine praktische Größe und Zusammensetzung, die leicht vom Speichel und den Verdauungssäften des Magens verarbeitet werden kann. Anschließend wird die Nahrung auf eine flüssige Form reduziert, aus der ihre nährenden Qualitäten leicht vom Körper aufgenommen und absorbiert werden können. Dies scheint bloß die Wiederholung einer oft erzählten Geschichte zu sein. Aber wie viele Menschen handeln so, als wüssten sie wirklich, zu welchem Zweck ihnen die Zähne gegeben wurden? Die meisten schlingen ihre Nahrung hinunter, als wären die Zähne bloß fürs Aussehen da. Sie verhalten sich im Allgemeinen so wie Geflügel, als hätte ihnen die Natur einen Muskelmagen gegeben, mit dessen Hilfe sie die Nahrung zermalmen und in kleine Stückchen brechen können, *nachdem* sie sie am Stück hinuntergeschlungen haben. Machen Sie sich bitte immer wieder bewusst, dass Ihnen die Zähne zu einem bestimmten Zweck gegeben wurden. Hätte die Natur gewollt, dass Sie Ihre Nahrung im Ganzen verschlingen, hätte Sie Ihnen sicherlich einen Vogelmagen anstelle der Zähne gegeben.

Ich habe Ihnen im weiteren Verlauf noch viel über den richtigen Gebrauch der Zähne zu sagen. Dieses Thema hat, wie Sie nach einer Weile bemerken werden, eine enge Verbindung mit dem Lebensprinzip des Hatha Yoga.

Die nächsten zu berücksichtigenden Organe sind die Speicheldrüsen, von denen es insgesamt sechs gibt. Vier davon liegen im Kiefer unter der Zunge, zwei weitere befinden sich vor den Ohren im Bereich der Wangen, eine Drüse auf jeder Seite. Ihre bekanntesten Funktionen sind die Herstellung, Erzeugung oder Sekretion von Speichel, der bei Bedarf aus zahlreichen Kanälen in verschiedenen Teilen des Mundes austritt und sich mit der zerkauten Nahrung vermischt. Wenn die Nahrung in kleine Teilchen zerkaut wird, kann der Speichel alle Portionen gründlicher erreichen und erzielt einen entsprechend größeren Effekt. Der Speichel befeuchtet die Nahrung und macht sie leichter schluckbar, was jedoch im Vergleich zu den anderen eine eher nebensächliche Funktion ist. Die bekannteste Funktion des Speichels (und die westliche Wissenschaft lehrt, es sei die wichtigste) ist sein chemischer Dienst, der die stärkehaltige Nahrung in Zucker umwandelt und damit den ersten Schritt im Verdauungsprozess einleitet.

Nun folgt eine weitere häufig erzählte Geschichte. Fast jeder Mensch weiß über Speichel Bescheid, aber wie viele von uns wohl über die Art und Weise, die es der Natur erlaubt, den Speichel so arbeiten zu lassen, wie sie es geplant hat? Nach ein paar nachlässigen Kaubewegungen schlingen wir die Nahrung hinunter und vereiteln so die Pläne der Natur, mit denen sie sich so viel Mühe gegeben hat und zu deren Erfüllung sie eine so schöne und filigrane Maschinerie aufgebaut hat. Aber die Natur schafft es, uns unsere Ungebührlichkeit und Missachtung »zurückzuzahlen«. Sie hat ein gutes Gedächtnis und zwingt uns immer, unsere Schulden zu bezahlen.

Wir dürfen nicht vergessen, die Zunge zu erwähnen. Jene vertrauensvolle Freundin, die so oft bei unedlen Aufgaben wie der Äußerung zorniger Worte, dem Verteilen von Klatsch und Tratsch, beim Lügen, Nachplappern, Fluchen und zu guter Letzt beim Jammern hilft. Die Zunge hat eine sehr wichtige Aufgabe zu verrichten, wenn es darum geht, den Körper mit Nahrung zu versorgen. Neben einer Reihe mechanischer Bewegungen, die sie beim Essen ausführt, um das Essen weiterzubewegen und letztendlich zu schlucken, ist die Zunge das Geschmacksorgan, das kritisch über die Nahrung urteilt, die um Aufnahme in den Magen bittet.

Haben Sie den normalen Gebrauch der Zähne, der Speicheldrüsen und der Zunge ignoriert, haben diese Ihnen folglich nicht den besten Dienst erwiesen. Vertrauen Sie ihnen jedoch wieder und kehren Sie zu bewussten und normalen Essensweisen zurück, werden sie Ihnen fröhlich und heiter auf Ihr Vertrauen antworten und Ihnen wieder ihren vollen Service zukommen lassen. Sie sind gute Freunde und Diener, aber sie brauchen ein bisschen Zuversicht, Vertrauen und Verantwortung, um sich von ihrer besten Seite zu zeigen.

Nachdem die Nahrung gekaut und mit Speichel gesättigt worden ist, gelangt sie über die Kehle in den Magen. Der untere Teil der Kehle, der auch Speiseröhre genannt wird, führt eine besondere Muskelkontraktion durch, die die Nahrungspartikel nach unten schiebt. Dieser Vorgang stellt einen Teil des »Schluckprozesses« dar. Der Umwandlungsprozess der stärkehaltigen Nahrung in Zucker oder Glukose, der durch den Speichel im Mund seinen Anfang genommen hat, wird fortgesetzt, wenn die Nahrung in die Speiseröhre eintritt und sie passiert. Dieser Umwandlungsprozess endet gänzlich, wenn die Nahrung in den Magen gelangt. Diese Tatsache muss berücksichtigt werden, wenn man den Vorteil des bewussten Essens studiert. Wird das Essen hastig gekaut und geschluckt, erreicht es den Magen vom Speichel nur teilweise vorverarbeitet. Dadurch befindet es sich in einem unvollendeten Zustand für die weitere Verarbeitung durch die Natur.

Der Magen selbst ist eine birnenförmige Tasche mit einem Fassungsvermögen von ca. 1,2 Litern, in einigen Fällen auch mehr. Die Nahrung tritt aus der Speiseröhre an der oberen linken Seite in den Magen ein, also genau unter dem Herzen. Die Nahrung verlässt später den Magen an seiner unteren rechten Seite und gelangt über eine besondere Art von Ventil in den Dünndarm. Dieses Ventil ist so wunderbar konstruiert, dass es das Material leicht aus dem Magen passieren lassen kann, es aber nicht erlaubt, dass sich etwas vom Darm in den Magen zurückarbeitet. Dieses Ventil ist als »pylorisches Ventil«, als die »pylorische Mündung« oder als Pförtner bekannt. Das Wort »pylorisch« ist vom Griechischen abgeleitet und bedeutet »Torwächter«. Tatsächlich agiert dieses kleine Ventil als ein höchst intelligenter Torwächter. Er ist immer auf der Hut und schläft niemals.

Der Magen ist ein großes Labor, in dem die Nahrung chemische Veränderungen erfährt, die es dem System erlauben, sie aufzunehmen und in nährende Substanzen umzuwandeln, die wiederum in rotes Blut umgewandelt werden. Das Blut durchfließt den gesamten Körper und baut auf, repariert, stärkt und versorgt alle Teile und Organe. Die Innenseite des Magens ist mit einer Lage Schleimhaut bedeckt, die mit winzigen Drüsen gefüllt ist, die alle in den Magen münden. Um sie herum zieht sich ein feines Netz sehr kleiner Blutgefäße mit bemerkenswert dünnen Wänden, von denen jener wundervolle Saft, die Magensäure, erzeugt bzw. ausgestoßen wird. Die Magensäure ist eine kraftvolle Flüssigkeit, die als Lösungsmittel auf die stickstoffhaltigen Teile der Nahrung wie auch auf den Zucker bzw. die Glukose wirkt, die, wie vorher beschrieben, durch den Speichel aus der stärkehaltigen Nahrung gewonnen wurde. Die Magensäure ist eine Art bittere Flüssigkeit, deren Wirkstoff – ein chemisches Produkt namens Pepsin – eine äußerst wichtige Rolle in der Nahrungsverdauung spielt. Der Magen einer normalen, gesunden Person produziert innerhalb von 24 Stunden ungefähr 3,8 Liter Magensäure und verwendet sie zur Verdauung der Nahrung. Wenn die Nahrung den Magen erreicht, gießen die bereits erwähnten Drüsen eine ausreichende Menge Magensäure aus, die sich mit der Essensmasse im Magen vermischt. Dann startet der Magen eine Art Wirbelbewegung, die die breiige Masse hin und her, von oben nach unten, von einer Seite zur anderen bewegt. Er dreht und wendet sie, wirbelt und knetet sie, bis die Magensäure jeden Teil der Masse durchdrungen hat und gut untergemischt wurde. Der instinktive Verstand leistet mit den Magenbewegungen eine wundervolle Arbeit, die wie eine gut geölte Maschine läuft. Und wenn der Magen mit gut zubereiteter, ordentlich gekauter und eingespeichelter Nahrung versorgt wird, kann diese Maschine gute Arbeit leisten. Aber wenn die Nahrung, wie so oft, von einer Qualität ist, die sich nicht für den menschlichen Magen eignet, nur halb gekaut und heruntergewürgt oder der Magen durch seinen gefräßigen Besitzer vollgestopft wird, dann kann es Schwierigkeiten geben. In einem solchen Fall kann der Magen seine Arbeit nicht wie im normalen Verdauungsprozess verrichten und es kommt zu Gärungsprozessen. Der Magen wird zum Träger einer fermentierenden, faulenden, verrottenden Masse und wird unter diesen Umständen manchmal »Hefetopf« genannt. Wenn die Menschen sich nur eine Vorstellung davon machen könnten, was für eine Jauchengrube sie in ihrem Magen haben, würden sie aufhören, die Schultern zu zucken und gelangweilt auszusehen, wenn das Thema der rationalen und bewussten Essgewohnheiten angesprochen wird.

Diese verwesende Gärung, die durch anormale Essgewohnheiten entsteht, wird häufig chronisch und führt zu einem Zustand, der sich in Symptomen äußert, die als »Dyspepsie« bezeichnet werden. Das Ferment bleibt nach dem Essen noch lange im Magen, und wenn die nächste Mahlzeit den Magen erreicht, setzt sich die Gärung fort – bis der Magen tatsächlich zu einem ewig aktiven »Hefetopf« wird. Dieser Zustand führt natürlich zu einer Beeinträchtigung der normalen Funktion des Magens, dessen Oberfläche schleimig, weich, dünn und schwach wird. Die Drüsen verstopfen und der ganze Verdauungsmechanismus des Magens wird gestört und bricht zusammen. In diesem Fall gelangt die nur halb verdaute Nahrung in den Dünndarm, verdorben mit den durch die Gärung entstehenden Säuren. Das Ergebnis ist, dass das ganze System Schritt für Schritt vergiftet und ungenügend genährt wird.

Die Nahrungsmasse, die mit der Magensäure angereichert ist, welche über sie gegossen, eingeknetet und eingearbeitet wurde, verlässt den Magen also durch den Pförtner auf der unteren rechten Seite des Magens und tritt in den Dünndarm ein. Der Dünndarm ist ein schlauchartiger Kanal, der sich raffiniert so auf sich selbst aufgerollt hat, dass er nur vergleichsweise wenig Raum einnimmt. In Wirklichkeit ist er sechs bis neun Meter lang. Seine Innenwände sind mit einer samtigen Substanz ausgekleidet, die über den Großteil der Gesamtlänge in querverlaufenden regalartigen Querfalten angelegt ist, die eine Art zwinkernde Bewegung ausführen. Dadurch schaukeln die Darmflüssigkeiten vor und zurück, was den Durchfluss der Nahrung verzögert und eine größere Oberfläche für Sekretion und Absorption schafft. Die samtige, an Plüsch erinnernde Ausprägung dieser Schleimhaut entsteht durch unzählige winzige Erhebungen, die als Darmzotten bekannt sind. Ihre Aufgaben werde ich etwas später erklären.

Sobald die Nahrungsmasse in den Dünndarm eintritt, trifft sie auf eine besondere Flüssigkeit, die Galle, die sie durchsättigt und sich gründlich mit ihr vermischt. Die Galle ist ein Sekret der Leber und wird gebrauchsfertig in einem starken Beutel aufbewahrt, der sogenannten Gallenblase. Zwei Liter Gallenflüssigkeit werden täglich zur Anreicherung der Nahrung während ihrer Passage durch den Dünndarm benötigt. Ihr Zweck ist es, dem Pankreassaft zu helfen, die fetthaltigen Teile der Nahrung zur Aufnahme vorzubereiten, Zersetzung und Fäulnis der Nahrung während der Dünndarmpassage zu verhindern sowie den Magensaft zu neutralisieren, der seine Arbeit bereits getan hat. Der Pankreassaft wird von der Bauchspeicheldrüse abgesondert, einem länglichen Organ, das genau hinter dem Magen sitzt. Sein Zweck ist es, auf die fettigen Teile der Nahrung einzuwirken, damit sie genau wie die anderen Nahrungsbestandteile vom Darm absorbiert werden können. Für diese Arbeit werden täglich 850 Milliliter benötigt.

Die Hunderttausende plüschiger Haare auf der samtigen Auskleidung des Dünndarms (auf die ich bereits hingewiesen habe und die als Zotten bekannt sind) halten eine konstante Wellenbewegung aufrecht, die sich auf die weiche, halbflüssige Nahrung überträgt, während diese den Dünndarm durchwandert. Die Zotten sind ständig in Bewegung, »lecken« die im Nahrungsbrei enthaltenen Nährstoffe auf, absorbieren sie und leiten sie an das System weiter.

Die einzelnen Schritte, bei denen die Nahrung in Blut umgewandelt und zu allen Teilen des Systems transportiert wird, sind folgende: Kauen, Einspeicheln, Zuckerumwandlung, Verdauung im Magen und in den Därmen, Absorption, Zirkulation und Assimilation. Über diese einzelnen Stationen werden wir nochmals kurz sprechen, damit wir sie nicht vergessen.

Das Kauen wird durch die Zähne ausgeführt – Lippen, Zunge und Wangen unterstützen die Arbeit des Kauprozesses. Das Kauen bricht die Nahrung in kleine Partikel auf und ermöglicht es damit dem Speichel, überallhin gründlich vorzudringen.

Das Einspeicheln ist der Vorgang der Sättigung der gekauten Nahrung mit dem Speichel, der aus den Speicheldrüsen fließt. Der Speichel wirkt auf die gekochte Stärke in der Nahrung und wandelt sie in Dextrin und später in Glukose um, wodurch sie löslich wird. Möglich wird diese chemische Veränderung durch die Arbeit des Ptyalin, das im Speichel als Ferment wirkt und jene Substanzen verändert, zu denen es eine Affinität hat.

Die Verdauung findet in Magen und Dünndarm statt und besteht in der Umwandlung der Nahrungsmasse in Produkte, die durch den Körper absorbiert und assimiliert werden können. Die Verdauung beginnt, wenn die Nahrung den Magen erreicht. Dann fließt reichlich Magensaft, der mit der Nahrungsmasse vermischt und in sie eingearbeitet wird. Der Magensaft löst das Bindegewebe von Fleisch auf, löst Fett aus seinen Einschlüssen, indem er diese aufbricht, und transformiert einige der eiweißhaltigen Materialien, wie z. B. mageres Fleisch, das Gluten im Weizen oder das Weiße von Eiern in Proteine, die in dieser Form absorbiert und assimiliert werden können. Die stattfindende Umwandlung durch die Magenverdauung wird durch die chemische Reaktion eines organischen Bestandteiles des Magensaftes, dem Pepsin, in Verbindung mit Säurebestandteilen des Magensaftes bewerkstelligt. Während der Verdauungsprozess im Magen abläuft, werden die flüssigen Bestandteile der

Nahrung schnellstens durch die Absorbtionsmittel des Magens aufgenommen und ins Blut transportiert. Das gilt sowohl für die Flüssigkeiten, die getrunken, als auch für jene, die während des Verdauungsprozesses aus der Nahrung gewonnen wurden. Die festen Bestandteile der Nahrungsmasse werden, wie ich es bereits erwähnt habe, durch die Muskelbewegungen des Magens durchmengt. Nach etwa einer halben Stunde beginnen die festen Teile der Nahrungsmasse in Form einer gräulichen, pastösen Substanz, die Chymus (Magenbrei) genannt wird, langsam den Magen zu verlassen. Der Magenbrei ist eine Mischung aus den Zuckerarten und Salzen der Nahrung, aus transformierter Stärke oder Glukose, aus aufgeweichter Stärke, aufgespaltenem Fett, zerlegtem Bindegewebe und Proteinen.

Verlässt der Chymus den Magen und tritt in den Dünndarm ein, setzt dieser die Verdauung fort. Der Chymus kommt, wie beschrieben, mit den Säften der Bauchspeicheldrüse und des Dünndarms sowie mit der Galle in Kontakt. Diese Flüssigkeiten lösen den größten Teil der Nahrung auf, die noch nicht zersetzt wurde. Die Dünndarmverdauung löst den Magenbrei in drei Substanzen auf: das Pepton, das aus der Verdauung der eiweißhaltigen Partikel entsteht, Chylus oder Darmlymphe aus der Emulsion von Fett und schließlich Glukose aus der Umwandlung der stärkehaltigen Elemente der Nahrung. Diese Substanzen werden größtenteils ins Blut transportiert und werden ein Bestandteil dessen, während die unverdaute Nahrung den Dünndarm durch ein falltürartiges Ventil verlässt und in den Dickdarm – auch Colon genannt – übergeht. Vom Dickdarm werden wir noch hin und wieder sprechen.

Die Absorption ist der Vorgang, bei dem die vorher genannten, aus dem Verdauungsprozess resultierenden Nahrungsprodukte von den Venen und Lymphgefäßen aufgenommen werden. Dieser Vorgang wird durch Endosmose bewirkt. Das Wasser und die während der Magenverdauung von der Nahrungsmasse befreiten Flüssigkeiten werden sofort absorbiert und vom Blut in der Pfortader zur Leber transportiert. Das Pepton und die Glukose aus dem Dünndarm werden durch die Blutgefäße der Dünndarmzotten aufgenommen und erreichen die Leber ebenfalls durch die Pfortader. Nachdem das Blut die Leber passiert hat, gelangt es zum Herzen. Dort durchläuft es einen Prozess, von dem ich sprechen werde, wenn wir die Leber thematisieren. Die Darmlymphe – das Restprodukt der Nahrungsmasse, nachdem Pepton und Glukose aus dem Dünndarm aufgenommen und zur Leber transportiert worden sind – geht durch die Lymphgefäße in die Kanäle des Brustkorbs über und wird allmählich ins Blut abgegeben, was ich genauer im Kapitel über den Blutkreislauf beschreiben werde. In diesem Kapitel werde ich erklären, wie das Blut die aus dem Essen entnommenen Nährstoffe zu allen Teilen des Körpers transportiert und wie es jedes Gewebe, jede Zelle, jedes Organ und jeden Körperteil mit dem Material versorgt, das zum Aufbau und zur Reparatur dient. Damit wird der Körper in die Lage versetzt, zu wachsen und sich zu entwickeln.

Wie bereits erwähnt gibt die Leber Galle ab, die in den Dünndarm transportiert wird. Zudem speichert sie eine Glycogen genannte Substanz, die aus den verdauten Materialien erzeugt und durch die Pfortader in die Leber transportiert wird. Glycogen, quasi ein Riesen-Zuckermolekül, wird in der Leber gespeichert und anschließend in den Verdauungsintervallen schrittweise in Glukose oder eine traubenzuckerähnliche Substanz umgewandelt. Die Bauchspeicheldrüse gibt das Bauchspeicheldrüsensekret ab, das in den Dünndarm fließt, um die Verdauung im Dünndarmkanal zu unterstützen. Dieses Sekret wirkt hauptsächlich auf den fetthaltigen Teil der Nahrung. Die Nieren haben ihren Sitz in den Lenden, hinter den Eingeweiden. Es gibt zwei von diesen bohnenförmigen Organen, die das Blut reinigen, indem sie ihm eine giftige Substanz namens Harnstoff und andere Abfallprodukte entziehen. Die von den Nieren abgesonderte Flüssigkeit wird von zwei Schläuchen, den sogenannten Harnleitern, zur Blase transportiert. Die Blase befindet sich im Becken und dient als Reservoir für den Urin, der aus »Abwasser« besteht, das den Abfall des Systems mit sich führt.

Bevor wir dieses Thema verlassen, möchte ich Sie noch einmal darauf aufmerksam machen, dass Essen, das unvollständig gekaut und mit zu wenig Speichel angereichert in den Magen gelangt, weil den Zähnen und den Speicheldrüsen nicht die Gelegenheit zur ordentlichen Arbeit gegeben wurde, die Verdauung stört und beeinträchtigt. Die Verdauungsorgane werden überlastet und sind nicht in der Lage, das zu erfüllen, was von ihnen verlangt wird. Es ist, als würde man eine Gruppe von Arbeitern bitten, zusätzlich zu ihrer Aufgabe eine weitere Arbeit zu verrichten, die eigentlich schon vorher durch eine andere Arbeitsgruppe hätte erledigt werden sollen. Es ist so, als würde man den Lokomotivführer einer Dampflok beauftragen, seine Aufgaben und gleichzeitig die des Heizers zu übernehmen. Er müsste das Feuer bis zu einem gewissen Grad in Gang halten und gleichzeitig die Lokomotive über eine gefährliche Strecke steuern.

Die Absorbtionsmittel des Magens und des Dünndarmes müssen etwas aufnehmen, das ist ihr Job. Wenn wir ihnen nicht die richtigen Materialien geben, werden sie die fermentierende und faulende Masse im Magen absorbieren und an das Blut weitergeben. Das Blut trägt dieses schlechte Material zu allen Teilen des Körpers, einschließlich des Gehirns, und so ist es kein Wunder, dass sich Menschen über Gallenkrankheit, Kopfweh etc. beschweren, wenn sie doch auf diese Weise selbstvergiftet werden.

# 6
# Das Lebensfluid

Im letzten Kapitel habe ich Ihnen einen Einblick gegeben, wie die von uns gegessene Nahrung allmählich umgewandelt und aufgelöst wird, um als aufnahmefähige Substanz vom Blut absorbiert und übernommen werden zu können. Das Blut bringt die Nährstoffe in alle Bereiche des physischen Systems, wo sie zum Aufbau, zur Reparatur und zur Erneuerung von diversen Teilen verwendet werden. In diesem Kapitel werde ich Ihnen eine kurze Beschreibung geben, wie diese Arbeit vom Blut ausgeführt wird.

Die Nährstoffe der verdauten Nahrung werden vom Blutkreislauf aufgenommen und werden zu Blut. Das Blut fließt durch die Arterien zu jeder Zelle und jedem Gewebe des Körpers, wodurch er seine aufbauende und reparierende Tätigkeit durchführen kann. Anschließend fließt das Blut durch die Arterien wieder zurück und trägt kaputte Zellen und andere Abfallstoffe mit sich, damit das verbrauchte Material durch die Müllabfuhr des Systems – nämlich die Lungen und andere Organe – ausgestoßen werden kann. Dieser Fluss des Bluts zum Herzen hin und vom Herzen weg wird Kreislauf genannt. Der Motor, der dieses wundervolle System physischer Maschinerie antreibt, ist natürlich das Herz. Ich werde Ihre Zeit nicht in Anspruch nehmen, um das Herz zu beschreiben, sondern stattdessen etwas über die Arbeit erzählen, die vom Herzen verrichtet wird. Lassen Sie uns an dem Punkt beginnen, an dem wir im letzten Kapitel aufgehört haben – dort, wo das mit Nährstoffen aus dem Essen angereicherte Blut das Herz erreicht, das es wiederum mit der Aufgabe weitersendet, den Körper zu ernähren.

Das Blut beginnt seine Reise durch die Arterien, die eine Reihe elastischer Kanäle voller Abzweigungen und Unterabzweigungen darstellen. Die Hauptkanäle speisen die Unterkanäle, die wiederum noch kleinere versorgen, bis das Blut die Kapillaren erreicht. Die Kapillaren sind winzige Blutgefäße mit einem Durchmesser von ungefähr fünf bis zehn Mikrometern. Sie gleichen sehr dünnen Haaren und aus dieser Ähnlichkeit resultiert ihr Name. Die Kapillaren durchdringen das Gewebe in einem maschenartigen Netzwerk und bringen so das Blut in engen Kontakt mit allen Teilen des Körpers. Ihre Wände sind äußerst dünn. Die nahrhaften Bestandteile des Blutes sickern durch ihre Wände und werden vom Gewebe aufgenommen. Die

Kapillaren lassen nicht nur die Nährstoffe des Blutes durch, sondern nehmen, wie Sie gleich sehen werden, auch das Blut auf seinem Rückweg auf. Im Allgemeinen sind die Kapillaren die Abholer und Lieferanten des Systems, inklusive der Absorption der Nährstoffe des Essens in den Darmzotten, wie im letzten Kapitel beschrieben.

Zurück zu den Arterien. Sie tragen das reiche, reine rote Blut aus dem Herzen, beladen mit gesundheitsfördernden Nährstoffen und Leben, und verteilen es über die großen Kanälen in kleinere, von den kleineren in noch kleinere und schließlich über die winzigen haarähnlichen Kapillaren in die Gewebe, die die Nährstoffe für den Aufbauprozess aufnehmen. Die wundervollen kleinen Zellen des Körpers verrichten diese Arbeit höchst intelligent. (Zur Arbeitsweise der Zellen werde ich nach und nach noch einiges zu sagen haben.) Nachdem das Blut seine Lieferung an Nährstoffen abgeliefert hat, beginnt es seine Rückreise zum Herzen und nimmt dabei die Abfallstoffe – tote Zellen, kaputtes Gewebe und andere Abbaustoffe – des Systems mit sich. Es startet dabei bei den Kapillaren, nimmt seine Rückreise jedoch nicht durch die Arterien, sondern wird durch eine Umschalt-Anordnung in die kleineren Äderchen des Venensystems dirigiert, geht anschließend in größere Venen über und gelangt so zum Herzen. Bevor es zu einer neuen Reise in die Arterien antritt, geschieht jedoch etwas mit dem Blut. Es reist ins Krematorium der Lungen, um seine Abfallprodukte und Verunreinigungen verbrennen und ausstoßen zu lassen. Ich werde Ihnen in einem weiteren Kapitel mehr über die Arbeitsweise der Lungen berichten.

Bevor wir fortfahren, möchte ich Ihnen von einer weiteren Flüssigkeit erzählen, die durch das System zirkuliert. Diese Flüssigkeit wird Lymphe genannt und ist in ihrer Zusammensetzung dem Blut sehr ähnlich. Die Lymphe beinhaltet einige Bestandteile des Blutes – jene, die durch die Wände der Blutgefäße ausgeschieden wurden, sowie Abfallprodukte des Systems, die nach der Reinigung und Aufarbeitung durch das Lymphsystem zurück ins Blut gelangen und wiederverwendet werden. Die Lymphe zirkuliert in dünnen venenartigen Kanälen, die so klein sind, dass das menschliche Auge sie nicht erkennen kann. Diese Kanäle münden in mehrere große Venen, wo sich die Lymphe dann mit dem zurückkehrenden Blut vermischt, das auf dem Weg zum Herzen ist. Die Darmlymphe vermengt sich nach Verlassen des Dünndarms mit der Lymphe der unteren Körperteile und gelangt so ins Blut (siehe dazu letztes Kapitel), während die anderen Produkte der verdauten Nahrungsmasse auf ihrem Weg durch die Pfortader und die Leber gehen. So treffen sie sich, obwohl sie unterschiedliche Wege gehen, im zirkulierenden Blut wieder.

Sie werden jetzt verstehen, dass das Blut der Bestandteil des Körpers ist, der direkt oder indirekt alle Teile des Körpers mit Nahrung und Leben versorgt. Ist das Blut mangelhaft oder der Kreislauf schwach, wird die Versorgung einiger Bereiche des Körpers beeinträchtigt und es kommt zu Krankheit. Das Blut macht ungefähr ein Zehntel des menschlichen Gewichts aus.

Davon befindet sich ungefähr ein Viertel in Herz, Lungen, großen Arterien und Venen, ein weiteres Viertel beansprucht die Leber. Das nächste Viertel ist in den Muskeln und das restliche Viertel über die verbleibenden Organe und Gewebe verteilt. Das Gehirn nutzt etwa ein Fünftel von der ganzen Blutmenge.

Denken Sie, wenn Sie an das Blut denken, immer daran, dass das Blut das ist, was Sie daraus machen – durch Ihre Nahrung, die Sie zu sich nehmen, und die Art und die Weise, wie Sie sie zu sich nehmen. Sie werden Blut erster Qualität und auch genügend davon haben, indem Sie die richtigen Nahrungsmittel auswählen und sie so verzehren, wie es die Natur für Sie vorgesehen hat. Andererseits können Sie auch minderwertiges Blut und eine ungenügende Menge davon haben, indem Sie leichtfertig einen anormalen Appetit durch unsachgemäßen Verzehr jeglicher Art von Nahrung befriedigen. Blut ist Leben – und Sie machen dieses Blut selbst. Das ist des Pudels Kern.

Lassen Sie uns nun schauen, was mit dem blauen, unreinen venösen Blut geschieht, das aus allen Teilen des Körpers beladen mit Verunreinigungen und Abfallprodukten zurückkommt. Lassen Sie uns einen Blick auf das Krematorium werfen.

# ≈ 7 ≈

# Das Krematorium des Körpersystems

Die Atmungsorgane bestehen aus der Lunge und den zu ihr führenden Luftwegen. Es gibt zwei Lungenflügel, die in der Pleuralkammer des Brustkorbs, rechts und links der Mittellinie des Körpers, liegen und voneinander durch das Herz, die größeren Blutgefäße und die Luftröhre getrennt sind.

Jeder Lungenflügel ist in alle Richtungen frei, außer an der Lungenwurzel, auch Lungenstiel genannt. Die Lungenwurzel besteht hauptsächlich aus den Bronchien, Arterien und Venen, die die Lungen mit der Luftröhre und dem Herzen verbinden. Die Lungen sind schwammig und porös und ihr Gewebe ist sehr elastisch. Sie sind von einem zart konstruierten, aber starken Beutel bedeckt, der als Pleurasack bekannt ist. Eine Wand des Pleurasacks ist eng mit der Lunge, die andere mit der Innenwand der Brust verbunden. Er gibt eine Flüssigkeit ab, die es den inneren Oberflächen der Wände ermöglicht, während des Atemvorganges leicht aneinander vorbeizugleiten.

Die Atem- oder Luftwege bestehen aus dem Inneren von Nase, Rachenraum, Kehlkopf, der Luftröhre oder Trachea und den Bronchien. Wenn wir atmen, ziehen wir die Luft durch die Nase ein, wo sie durch den Kontakt mit den gut durchbluteten Nasenschleimhäuten erwärmt wird. Nachdem die Luft die Rachenhöhle und den Kehlkopf passiert hat, gelangt sie in die Luftröhre, die sich in zahlreiche Röhrchen, die Bronchien, unterteilt. Diese Röhrchen unterteilen und verzweigen sich in der Lunge wiederum weiter, bis sie in den vielen winzigen Luftkämmerchen enden, von denen die Lunge Millionen enthält. Wenn diese Luftkämmerchen über eine ununterbrochene Fläche verteilt wären, würden diese eine Fläche von ca. 1.300 Quadratmetern einnehmen.

Die Luft wird durch die Aktivität des Zwerchfells in die Lungen eingesogen. Das Zwerchfell ist ein großer, starker, flacher blattförmiger Muskel, der innerhalb des kompletten Brustraums gespannt ist und den Brustkorb vom Bauchraum trennt. Die Arbeit des Zwerchfells geschieht ebenso automatisch wie die des Herzens, obwohl das Zwerchfell durch Willensanstrengung in einen halb willkürlichen Muskel umgewandelt werden kann. Wenn sich das Zwerchfell ausdehnt, vergrößert es den Raum von Brustkorb und Lungen, wodurch die Luft in das erzeugte Vakuum strömt. Wenn es sich entspannt, ziehen sich Brust und

Lungen zusammen und die Luft wird aus den Lungen ausgestoßen.

Lassen Sie uns, bevor wir betrachten, was mit der Luft in den Lungen geschieht, die Materie des Blutkreislaufs betrachten. Wie Sie wissen, wird das Blut vom Herzen durch die Arterien in die Kapillaren gepumpt und erreicht so alle Bereiche des Körpers, die dadurch belebt, ernährt und gestärkt werden. Anschließend kehrt es mithilfe der Kapillaren über einen anderen Weg, nämlich über die Venen, zum Herzen zurück, von wo aus es in die Lunge gezogen wird.

Startet das Blut seine arterielle Reise, ist es leuchtend rot und reich ausgestattet mit lebensspendenden Qualitäten und Eigenschaften. Über die venöse Route kommt es arm, blau, trübe und beladen mit den Abfallstoffen des Systems zurück. Es strömt hinaus wie ein frischer, klarer Gebirgsbach und kommt als Abwasser zurück. Dieser Abwasserstrom gelangt ins rechte Herzohr. Ist das Herzohr gefüllt, zieht es sich zusammen und presst den Blutstrom durch eine Öffnung in die rechte Herzkammer, die ihn wiederum an die Lunge weiterleitet. Hier wird es auf die Millionen von haarähnlichen Blutgefäßen aufgeteilt, von denen wir schon gesprochen haben. An dieser Stelle greifen wir die Geschichte der Lunge auf.

Der unreine Blutstrom verteilt sich nun auf die Millionen winziger Luftzellen der Lungen. Ein Luftzug wird eingesogen und der Sauerstoff der Luft kommt durch die dünnen Wände der haarähnlichen Blutgefäße mit dem unreinen Blut in Kontakt. Die Wände dieser Blutgefäße sind dick genug, um das Blut zu halten, aber dünn genug, um den Sauerstoff durchdringen zu lassen. Wenn der Sauerstoff mit dem Blut in Berührung kommt, findet eine Art Verbrennung statt. Das Blut nimmt den Sauerstoff auf und gibt Kohlensäuregas frei, das von den Abfallprodukten und anderen giftigen Substanzen erzeugt wird, die vom Blut aus allen Teilen des Systems zusammengetragen worden sind. Das so gereinigte und mit Sauerstoff angereicherte Blut wird zum Herz zurücktransportiert. Jetzt ist es wieder reich, rot und leuchtend und mit lebensspendenden Qualitäten und Eigenschaften beladen. Nach dem Erreichen des linken Herzohrs wird es in die linke Herzkammer gepresst und von dort aus wieder durch die Arterien auf seine Lebensmission zu allen Teilen des Systems geschickt. Es wird geschätzt, dass an einem einzigen Tag innerhalb von 24 Stunden 35.500 Liter Blut die Kapillaren der Lungen durchströmen, wobei die Blutkörperchen in Gänsemarsch vorbeimarschieren und dem Sauerstoff der Luft ausgesetzt sind. Wenn man die minutiösen Details dieses Vorgangs betrachtet, verliert man sich in Staunen und Bewunderung über die unendliche Sorgfalt und Intelligenz der Natur.

Man kann daraus erkennen, dass der verunreinigte venöse Blutstrom nicht gereinigt werden kann, wenn nicht ausreichend frische Luft die Lungen erreicht. Folglich wird das Blut nicht nur der Nährstoffe beraubt, sondern die Abfallstoffe, die hätten zerstört werden sollen, in den Kreislauf zurückgelangen und das System vergiften, woraufhin der Tod folgt. Unsaubere Luft wirkt in der gleichen Weise, nur zu einem geringeren Grad. Es leuchtet ein, dass die Arbeit des Blutes nicht ordnungsgemäß vonstatten gehen kann, wenn man unzureichend viel Luft einatmet. Als Resultat ist der Körper nicht ausreichend ernährt, worauf wiederum Krankheit bzw. das Gefühl einer angeschlagenen Gesundheit entsteht. Das Blut eines Menschen, der unsachgemäß atmet, ist demnach von bläulicher, dunkler Farbe und hat nicht die reiche Röte von reinem arteriellen Blut. Dies zeigt sich oft in einem schlechten Teint. Richtige Atmung und eine daraus resultierende gute Durchblutung zeigen sich in einem klaren, hellen Teint.

Eine kleine Überlegung wird zeigen, wie wichtig die richtige Atmung ist. Wenn das Blut durch den regenerativen Prozess in den Lungen nicht gänzlich gereinigt wird, kehrt es in einem anormalen Zustand in die Arterien zurück, ungenügend gereinigt und unvollständig von allen Giftstoffen gesäubert, die es auf seiner Rückreise aufgenommen hat. Wenn diese Unreinheiten in das System zurückgelangen, werden sie sich sicherlich in einer Art von Krankheit manifestieren, entweder in Form einer Blutkrankheit oder einer Krankheit, die sich aus einer Funktionsstörung eines unzureichend genährten Organs oder Gewebes ergibt.

Wenn das Blut mit der Luft in den Lungen in Berührung kommt, werden nicht nur die Giftstoffe und das damit verbundene schädliche Kohlensäuregas abgebaut, es absorbiert auch eine gewisse Menge Sauerstoff und liefert ihn in alle Bereiche des Körpers. Dort wird er gebraucht, um der Natur zu helfen, ihre Vorgänge richtig auszuführen. Kommt der Sauerstoff mit dem Blut in Berührung, verbindet er sich mit dem Hämoglobin des Blutes und gelangt so zu jeder Zelle, jedem Gewebe, Muskel und Organ. Diese werden belebt und gestärkt, kaputte Zellen und Gewebe werden durch neues Material ersetzt, das die Natur für ihren Einsatz umwandelt. Arterielles Blut, das der Luft im richtigen Maß ausgesetzt wurde, enthält ca. 25 Prozent freien Sauerstoff.

Durch den Sauerstoff wird nicht nur jeder Teil des Körpers belebt, auch der Verdauungsvorgang hängt wesentlich von einer bestimmten Menge an Sauerstoffanreicherung der Nahrung ab, was nur durch den Sauerstoff im Blut erreicht wird, der mit der Nahrung in Kontakt kommt und dadurch eine bestimmte Form der Verbrennung erzeugt. Daher ist es notwendig, dass eine ausreichende Sauerstoffversorgung durch die Lunge erfolgt, und es erklärt sich, dass eine schwache Lunge und eine schlechte Verdauung so oft zusammen vorkommen. Um die volle Bedeutung dieser Behauptung zu erfassen, muss man sich daran erinnern, dass der ganze Körper seine Nährstoffe aus dem assimilierten Essen erhält und dass unvollständige Assimilation immer einen ungenügend ernährten Körper bedeutet. Auch die Lunge selbst hängt von dieser Nahrungsquelle ab. Wenn durch schlechte Atmung die Assimilation geschwächt wird, wird auch wiederum die Lunge geschwächt und ist noch weniger in der Lage, ihre Arbeit zu verrichten – wodurch wiederum der Körper weiter geschwächt wird. Jeder Nahrungs- und Getränkepartikel muss mit Sauerstoff angereichert werden, bevor er uns die richtigen Nährstoffe liefern kann und bevor die Abfallstoffe des Systems auf einen passenden Zustand reduziert und vom System eliminiert werden können.

> Mangel an Sauerstoff bedeutet unvollkommene Ernährung, unvollkommene Eliminierung und unvollkommene Gesundheit. Wahrlich, »Atem ist Leben«.

Die aus dem Wechsel der Abfallstoffe entstehende Verbrennung erzeugt Wärme und gleicht die Temperatur des Körpers aus. Gute »Atmer« haben nicht die Neigung, schnell zu frieren. Sie haben in der Regel viel gutes, warmes Blut, das es ihnen ermöglicht, den Wechsel in der Außentemperatur auszugleichen.

Zusätzlich zu den zuvor erwähnten wichtigen Prozessen bringt der Atemvorgang die inneren Organe und Muskeln in Bewegung. Diese Besonderheit wird von den westlichen Autoren zu diesem Thema im Allgemeinen übersehen, von den Yogis jedoch sehr geschätzt. Bei einer unvollständigen flachen Atmung werden nur Teile der Lungenzellen miteinbezogen und ein großer Teil der Lungenkapazität geht verloren. Das System leidet im selben Verhältnis an Sauerstoffunterversorgung. Die niederen Tiere atmen, ihrem angeborenen Zustand entsprechend, natürlich und der primitive Mensch tat zweifellos dasselbe. Die anormale Lebensweise des zivilisierten Menschen – die Schattenseite der Zivilisation – hat uns der natürlichen Atmungsgewohnheit beraubt und die Spezies Mensch hat dadurch großen Schaden erlitten. Die einzige physische Rettung des Menschen ist es, zur Natur zurückzukehren.

# ≈ 8 ≈
# Ernährung

Der menschliche Körper befindet sich in einem ständigen Wandel. Die Atome von Knochen, Gewebe, Fleisch, Muskeln sowie Fett und Flüssigkeiten werden immer wieder abgenutzt und aus dem System entfernt. Und ständig werden in diesem wunderbaren Laboratorium des Körpers neue Atome erzeugt und an die Stelle des abgenutzten und entsorgten Materials geschickt.

Betrachten wir den physischen Körper des Menschen und seinen Mechanismus einmal als Pflanze, denn tatsächlich ist er in seiner Natur mit dem Leben einer Pflanze vergleichbar. Was benötigt die Pflanze, um sich vom Keim zum Schössling, vom Schössling zur Pflanze mit Blume, Samen und Frucht zu entwickeln? Die Antwort ist einfach: frische Luft, Sonnenlicht, Wasser und einen nahrhaften Boden. Diese Dinge, und zwar alle davon, braucht sie, um zu einer gesunden Reife zu gelangen. Genau dieselben Dinge braucht der menschliche Körper – und zwar alle von ihnen – um gesund, stark und normal zu sein. Denken Sie an die notwendigen Dinge: frische Luft, Sonnenlicht, Wasser und Nahrung. Wir werden uns in anderen Kapiteln mit den Themen Luft, Sonnenlicht und Wasser beschäftigen und uns vorerst der Ernährung durch Lebensmittel widmen.

So wie eine Pflanze langsam, aber beständig wächst, genauso geht die Arbeit zum Entfernen des verbrauchten Materials und zum Ersetzen neuen Materials beständig Tag und Nacht weiter. Wir sind uns dieser mächtigen Arbeit nicht bewusst, da sie zu jenem großen unbewussten Teil der Natur des Menschen gehört; sie ist ein Teil der Arbeit des instinktiven Bewusstseins.

Der Körper an sich und alle seine Teile hängen bezüglich ihrer Gesundheit, Stärke und Lebenskraft von dieser konstanten Erneuerung des Materials ab. Würde diese Erneuerung gestoppt werden, so wären Zerfall und Tod die Folge. Das Ersetzen des verbrauchten und zerstörten Materials ist für unseren Organismus eine zwingende Notwendigkeit. Deshalb ist dieser Vorgang die allererste Sache, die wir in Betracht ziehen müssen, wenn wir an einen gesunden Menschen denken.

Der Leitgedanke des Essensthemas ist in der Hatha-Yoga-Philosophie das Sanskrit-Wort, dessen deutsches Äquivalent ERNÄHRUNG ist. Dieses Wort ist in Großbuchstaben geschrieben, damit es einen Eindruck in Ihrem Geist hinterlassen kann. Ich wünsche mir, dass meine Schüler den Gedanken des Essens mit dem Gedanken der Nahrung assoziieren. Essen bedeutet für den Yogi nicht etwa nur einen anormalen Gaumenkitzel, sondern in erster Linie Ernährung, in zweiter Linie Ernährung und in dritter Linie ERNÄHRUNG. Ernährung zuerst, zuletzt und immer.

Für viele westliche Menschen ist der ideale Yogi ein mageres, schmächtiges, dürres, halb verhungertes, ausgemergeltes Wesen, das so wenig ans Essen denkt, dass es tagelang ohne auskommt – eben jemand, der das Essen als zu »materiell« für seine »spirituelle Natur« betrachtet. Nichts kann weiter von der Wahrheit entfernt sein. Die Yogis – zumindest jene, die in Hatha Yoga gut verwurzelt sind – betrachten die Ernährung als die erste Pflicht ihrem Körper gegenüber und sind immer sorgsam darauf bedacht, ihren Körper gut zu ernähren und darauf zu achten, dass der Nachschub an neuem, frischem Material zumindest immer gleich dem verbrauchten und weggeworfenen Material ist.

Es ist durchaus wahr, dass der Yogi kein großer Esser ist. Auch neigt er nicht zu reichhaltigen, ausgefallenen Gerichten. Im Gegenteil, er lächelt über die Torheit solcher Dinge und nimmt seine schlichte und nahrhafte Mahlzeit in dem Wissen ein, dass er hier die vollwertige Nahrung ohne Abfallstoffe und schädliche Bestandteile erhält, die in den stärker verarbeiten Gerichten seines Bruders, der die wahre Bedeutung der Nahrung nicht kennt, enthalten sind.

**Eine Maxime des Hatha Yoga lautet: Es zählt nicht, *was* ein Mensch isst, sondern die Menge der Nährstoffe, die er aufnimmt.**

In dieser alten Maxime steckt eine Welt an Weisheit. Sie beinhaltet all das, was Autoren von Gesundheitsthemen in Bänden zum Ausdruck gebracht haben. Ich zeige Ihnen später die yogische Methode, bei der das Maximum der Nährstoffe aus dem Minimum an Nahrung gewonnen wird. Die yogische Methode liegt in der Mitte des Weges, dessen gegenüberliegende Seiten von den zwei unterschiedlichen westlichen Schulen – den »Vollstopfern« und den »Hungernden« – befahren werden. Jede von ihnen proklamiert laut die Vorzüge des eigenen Kults und verurteilt die Ansprüche der Gegenpartei. Dem einfachen Yogi mag verziehen werden, dass er gutmütig über diese Dispute lächelt. Die einen predigen die Notwendigkeit von ausreichender Ernährung und lehren, dass »vollstopfen« notwendig sei, um sie zu erlangen. Die Gegenpartei hat die Torheit des »Vollstopfens« und des Überessens erkannt, hat aber kein anderes Gegenmittel, als ein Halbverhungertsein anzubieten, das von langem, fortgesetztem Fasten begleitet wird, das natürlich vielen der Anhänger geschwächte Körper, beeinträchtigte Vitalität und sogar den Tod gebracht hat.

Für den Yogi existieren das Übel der Mangelernährung auf der einen Seite und die des Überessens auf der anderen Seite nicht. Diese Fragen wurden für ihn bereits vor Jahrhunderten von den Yoga-Urvätern gelöst, deren Namen von ihren heutigen Anhängern fast schon vergessen sind. Denken Sie bitte jetzt und ein für allemal Mal daran, dass Hatha Yoga nicht bedeutet, sich selbst auszuhungern. Im Gegenteil, Hatha Yoga weiß und lehrt, dass kein menschlicher Körper stark und gesund sein kann, wenn er nicht ausreichend durch gegessene Nährstoffe versorgt wird. Viele empfindliche, schwache und nervöse Menschen verdanken ihre beeinträchtigte Vitalität und ihren krankhaften Zustand der Tatsache, dass sie nicht mit ausreichend Nährstoffen versorgt sind.

Erinnern Sie sich auch, dass Hatha Yoga die Theorie, Ernährung werde durch »Vollstopfen«, Verschlingen oder Überessen erreicht, als lächerlich zurückweist und mit Verwunderung und Mitleid auf diese Eigenschaften der Vielfraße schaut, die eines entwickelten Menschen gänzlich unwürdig sind. Nach dem Verständnis eines Yogi soll der Mensch essen, um zu leben, und nicht leben, um zu essen. Der Yogi ist eher ein Genießer als ein Gourmet. Beim Essen der einfachen Nahrung hat er seinen natürlichen und normalen Geschmack kultiviert, sodass sein Hunger diesen einfachen Speisen jenen heißbegehrten Genuss verleiht, der von denen gesucht, aber nicht gefunden wird, die nach den reichlichen und teuren Triumphen des Küchenchefs jagen. Mit der Ernährung als Hauptziel schafft er es, dass sein Essen ihm ein Vergnügen liefert, das seinem Bruder, der diese einfache Kost verschmäht, unbekannt ist.

Im nächsten Kapitel greifen wir das Thema Hunger und Appetit auf. Sie sind zwei völlig verschiedene Eigenschaften des physischen Körpers, obgleich die beiden für die meisten Menschen beinahe dasselbe zu bedeuten scheinen.

# 9
# Hunger versus Appetit

Wie ich in der Schlussbemerkung des vorangegangenen Kapitels sagte, sind Hunger und Appetit zwei komplett verschiedene Eigenschaften des menschlichen Körpers. Hunger ist das normale Verlangen nach Nahrung. Appetit ist die anormale Begierde. Hunger ist wie die rosige Farbe auf der Wange eines gesunden Kindes. Appetit ist wie der Rougebalken im Gesicht eines Modeopfers. Und doch benutzen die Menschen diese Begriffe, als wären sie identisch. Lassen Sie uns schauen, worin der Unterschied besteht.

Es ist ziemlich schwierig, dem Durchschnittserwachsenen die jeweiligen Empfindungen oder Symptome von Hunger und Appetit zu erklären. Hat doch die Mehrheit der Personen dieses Alters ihren natürlichen Geschmack oder Hungerinstinkt durch Appetit so weit pervertiert, dass sie das Gefühl echten Hungers seit vielen Jahren nicht mehr erlebt haben. Sie haben vergessen, wie es sich anfühlt. Es ist schwer, eine Empfindung zu beschreiben, wenn man im Geiste des Zuhörers keine Rückerinnerung auf etwas Gleichwertiges oder eine ähnliche Empfindung wachrufen kann, die er einmal in der Vergangenheit erfahren hat. Einer Person mit normalem Gehör kann ich einen Ton beschreiben, indem ich ihn mit etwas vergleiche, das sie schon gehört hat. Aber stellen Sie sich die Schwierigkeit vor, jemandem der taub geboren wurde, eine intelligente Vorstellung eines Klangs zu vermitteln, einem blind geborenen Menschen eine Farbe zu beschreiben oder jemandem, der ohne Geruchssinn geboren wurde, eine vernünftige Beschreibung eines Duftes zu vermitteln.

Für denjenigen, der sich von der Knechtschaft des Appetits befreit hat, sind die jeweiligen Empfindungen von Hunger und Appetit gänzlich verschieden und leicht voneinander zu unterscheiden. Sein Geist begreift mit Leichtigkeit die präzise Bedeutung jedes Begriffs. Aber für den gewöhnlichen »zivilisierten« Menschen bedeutet Hunger die Quelle des Appetits und Appetit das Resultat des Hungers. Beide Begriffe sind falsch verwendet und ich werde Sie Ihnen anhand gebräuchlicher Beispiele veranschaulichen.

Nehmen wir zum Beispiel den Durst. Wir alle kennen das Gefühl eines guten, natürlichen Durstes, der nach einem Schluck kühlen Wassers ruft. Durst wird im Mund und im Rachen empfunden und kann nur mit dem, was die Natur dafür vorgesehen hat, zufriedengestellt werden – nämlich mit kühlem Wasser. Dieser natürliche Durst ist mit dem natürlichen Hunger verwandt. Wie unterschiedlich ist doch dieser natürliche Durst von jener Begierde, die man sich für gesüßtes, mit Geschmack angereichertes Sodawasser, für Milchshakes, Apfelsaft, Cola und sonstige Softdrinks anerzogen hat. Und wie unterschiedlich ist der natürliche Durst von jenem Durst, den man für Bier, Schnäpse, Whiskey etc. empfindet, nachdem man sich diesen Geschmack einmal anerzogen hat. Verstehen Sie, was ich meine?

Wir hören Leute sagen, dass sie so durstig nach einem Glas Sodawasser sind oder Durst auf einen Whiskey hätten. Nun, wenn diese Leute wirklich durstig wären oder wenn mit anderen Worten die Natur nach Flüssigkeit rufen würde, dann würde reines Wasser genau das sein, wonach sie zuerst suchen sollten, und das, was den Durst am besten stillen würde. Aber nein! Wasser würde diesen Sodawasser- oder Whiskey-Durst nicht befriedigen. Warum? Ganz einfach, denn er ist die heftige Gier eines Appetits, der kein natürlicher Durst ist. Dieser Appetit ist im Gegenteil ein anormaler Appetit – ein pervertierter Geschmack. Dieser Appetit ist erschaffen worden, wurde zu einer anerzogenen Gewohnheit und behauptet nun seine Herrschaft. Sie werden feststellen, dass die Opfer dieses anormalen »Durstes« gelegentlich auch einen wirklichen Durst erfahren. In diesen Augenblicken wird nur nach Wasser gesucht und an den Zechbruder Appetit wird nicht gedacht. Denken Sie einen Moment darüber nach. Geht es Ihnen nicht auch so? Dies ist weder ein Vortrag gegen den Trinkgenuss noch eine Abstinenzpredigt, sondern nur eine Illustration des Unterschieds zwischen einem natürlichen Instinkt und einer anerzogenen Gewohnheit – oder Appetit.

Appetit ist eine erworbene Gewohnheit des Essens oder Trinkens und hat mit wirklichem Hunger oder Durst sehr wenig zu tun.

Der Mensch eignet sich einen Appetit in allen seinen Formen an, so z. B. für Tabak, Schnaps, Kaugummi, Opium, Morphium, Kokain oder ähnliche Drogen. Und ein einmal anerzogener Appetit wird stärker, vielleicht sogar stärker als alles – stärker als das natürliche Verlangen nach Nahrung und Flüssigkeit. Und es ist bekannt, dass Menschen vor Hunger starben, weil sie ihr ganzes Geld für Alkohol oder Drogen ausgegeben haben. Menschen haben die Kleidung ihrer Kinder verkauft, um an Alkohol zu kommen. Sie haben gestohlen und sogar gemordet, um ihren Appetit auf Drogen zu befriedigen. Wer würde jetzt noch daran denken, diese schreckliche Gier des Appetits Hunger zu nennen? Und trotzdem denken und sprechen wir von jeglicher Gier, etwas in den Magen zu bekommen, als Hunger, wo doch viele dieser Gelüste ebenso Symptom des Appetits sind wie die Gier oder das Verlangen nach Alkohol oder Drogen.

Das niedere Tier hat einen natürlichen Hunger, bis es durch den Kontakt mit Menschen verzogen wird, die es mit Süßigkeiten und ähnlichen Dingen locken, die fälschlich als Nahrung bezeichnet werden.

Das kleine Kind hat den gleichen natürlichen Hunger, bis es in der gleichen Art und Weise verdorben wird. Sein natürlicher Hunger wird mehr oder weniger durch den anerzogenen Appetit ersetzt, wobei der Grad stark vom Wohlstand seiner Eltern abhängt. Je größer der Reichtum, desto größer der Erwerb von falschem Appetit. Wenn das Kind heranwächst, verliert es jede Erinnerung daran, was wirklicher Hunger bedeutet. Tatsächlich sprechen die Menschen vom Hunger als von einer beunruhigenden Angelegenheit und nicht von einem natürlichen Instinkt. Manchmal gehen Menschen campen und der Aufenthalt in der frischen Luft, die Bewegung und die natürliche Lebensart geben ihnen einen Hauch des natürlichen Hungers zurück. Sie essen wie Schulkinder und fühlen ein Behagen, das sie seit Jahren nicht mehr gekannt haben. Sie fühlen sich ernsthaft hungrig und essen, weil sie essen müssen. Nicht aus bloßer Gewohnheit, wie sie es tun, wenn sie zu Hause sind und ihre Mägen ständig überfüllen.

Ich habe von einer Gruppe wohlhabender Menschen gelesen, die während einer Vergnügungsfahrt auf einer Yacht Schiffbruch erlitten haben. Sie waren gezwungen, etwa zehn Tage mit einer höchst kargen Kost zu leben. Als sie gerettet wurden, gaben sie ein Bild der Gesundheit ab – rosig, mit klaren Augen und im Besitz eines wertvollen Geschenks: eines guten, natürlichen Hungers. Einige von der Partie hatten schon seit Jahren Verdauungsstörungen, und die zehntägige Erfahrung von Nahrungsknappheit hatte sie vollständig von ihren Verdauungsstörungen und anderen Beschwerden kuriert. Sie hatten genug bekommen, um sich ordentlich zu ernähren, und waren die Abfallprodukte des Systems losgeworden, die sie vergiftet hatten. Ob sie weiterhin »geheilt« blieben oder nicht, hängt davon ab, ob sie den Hunger wieder gegen Appetit getauscht haben.

Natürlicher Hunger, wie auch natürlicher Durst, drückt sich durch die Nerven des Mundes und des Rachens aus. Ist man hungrig, verursacht der Gedanke oder die Erwähnung von Nahrung ein besonderes Gefühl in Mund, Rachen und Speicheldrüsen. Die Nerven dieser Partien manifestieren eine besondere Empfindung, der Speichel beginnt zu fließen und die gesamte Region drückt den Wunsch aus, an die Arbeit zu gehen. Der Magen gibt überhaupt keine Symptome ab und tritt zu solchen Zeiten gar nicht in Erscheinung. Man hat das Gefühl, dass der Geschmack von gutem, gesundem Essen höchst erfreulich wäre. Im Magen gibt es keines dieser Gefühle von Schwäche, Mattigkeit, Leere, Nagen, »Vergehen müssen« oder Ähnlichem. Die zuletzt erwähnten Symptome sind alle für die Gewohnheit des Appetits charakteristisch, der darauf besteht, diese Gewohnheit beizubehalten. Haben Sie jemals bemerkt, dass die Trinkgewohnheit genau diese Symptome hervorbringt? Diese Gier und das »Vergehen-müssen«-Gefühl ist für beide Formen des anormalen Appetits charakteristisch. Ein Mensch, der nach Rauchwaren oder z. B. Kautabak giert, fühlt in derselben Weise.

Viele Menschen wundern sich, warum sie kein Abendessen »so wie Mutter es gekocht hat« bekommen können. Wissen Sie, warum sie es nicht erhalten können? Ganz einfach, weil sie ihren natürlichen Hunger durch einen anormalen Appetit ersetzt haben. Sie fühlen sich nicht zufrieden, bis dieser Appetit nicht »bedient« worden ist. Damit wird Muttis Küche der Vergangenheit eine Unmöglichkeit. Würde der Mensch durch die Rückkehr zu den ersten Prinzipien einen natürlichen Hunger kultivieren, würde ihm das die Mahlzeiten seiner Jugend zurückgeben. Er würde viele Köche finden, die genauso gut sind, wie es »Mutter« war, denn er würde wieder ein Kind sein.

Wahrscheinlich wundern Sie sich, was das alles mit Hatha Yoga zu tun hat, nicht wahr? Na schön, genau darum: Der Yogi hat den Appetit besiegt und erlaubt es dem Hunger, sich durch ihn zu manifestieren. Er genießt jeden Mundvoll an Nahrung, sei es auch nur eine trockene Brotkruste, und erhält dadurch Ernährung und Vergnügen. Er isst in einer Art und Weise, die den meisten von uns unbekannt ist. Ich werde das später genauer ausführen. Der Yogi ist ein wohlgenährter, ordentlich versorgter Genießer des Schmauses und weit davon entfernt, ein halb verhungerter Einsiedler zu sein, denn er besitzt die pikanteste aller Saucen – den Hunger.

# ≈10≈

# Die yogische Theorie und Praxis der Aufnahme von Prana aus der Nahrung

Die Geschicklichkeit der Natur, verschiedene Aufgaben in einer zu kombinieren und dabei die notwendigen Aufgaben als angenehm erscheinen zu lassen (wodurch sie wahrscheinlich erfüllt werden), wird auf unzählige Weise illustriert. Eines der erstaunlichsten Beispiele wird in diesem Kapitel dargestellt werden. Wir werden sehen, wie die Natur es schafft, verschiedene Dinge zur gleichen Zeit auszuführen, und wie sie diverse, höchst notwendige Arbeiten des physischen Systems vergnüglich leistet.

Beginnen wir mit der Behauptung der yogischen Theorie über die Aufnahme von Prana aus der Nahrung. Diese Theorie behauptet, dass im Essen des Menschen und der niederen Tiere eine bestimmte Form von Prana enthalten ist, die für den Erhalt der Stärke und Energie des Menschen absolut notwendig ist. Diese Form von Prana wird durch die Nerven der Zunge, des Mundes und der Zähne aus der Nahrung aufgenommen. Dieser Akt des Kauens befreit dieses Prana. Das geschieht durch das Zerteilen der Nahrung in winzige Stückchen, wobei so viele Prana-Atome wie nur möglich der Zunge, dem Mund und den Zähnen ausgesetzt werden. Jedes Nahrungsatom beinhaltet zahllose Elektronen von Nahrungsprana oder Nahrungsenergie, deren Vorhandensein von modernen Wissenschaftlern nicht vermutet wurde. Dieses Nahrungsprana und diese Energie werden durch den Zerteilungsprozess des Kauens sowie die chemische Wirkung gewisser feinstofflicher chemischer Speichelbestandteile freigesetzt. Diese Bestandteile sind in Tests der modernen Chemie nicht erkennbar, ihre Existenz wird jedoch sicherlich von zukünftigen Forschern bewiesen werden. Einmal aus der Nahrung befreit, fliegt dieses Nahrungsprana zu den Nerven der Zunge, des Mundes und der Zähne, wobei es sofort Gewebe und Knochen durchdringt und schnell zu zahlreichen »Lagerhäusern« des Nervensystems befördert wird. Von dort wird es in alle Bereiche des Körpers transportiert, wo es dazu dient, den Zellen Energie und Vitalität zu liefern. Diese Aussage ist vorerst rein theoretisch und ich werde mich bemühen, ihre Details im Verlauf des Buchs auszuführen.

Der Schüler wird sich vermutlich fragen, warum es notwendig ist, dieses Nahrungsprana zu extrahieren, wo doch die Luft mit Prana gesättigt ist. Es scheint eine unnötige Anstrengung der Natur zu sein, so viel Energie aufzuwenden, um Prana aus der Nahrung zu ziehen. Aber hier ist die Erklärung. So wie jede Elektrizität eben Elektrizität ist, so ist jedes Prana einfach Prana. Aber genauso wie es verschiedene Formen des elektrischen Stroms gibt, die sehr unterschiedliche Auswirkungen auf den menschlichen Körper haben, so gibt es auch verschiedene Manifestationen oder Formen von Prana. Jede von ihnen verrichtet bestimmte Arbeiten im physischen Körper und sie alle werden für die verschiedenen Arten von Arbeit benötigt. Das Prana der Luft erfüllt verschiedene Funktionen, das Prana des Wassers wieder andere und das aus der Nahrung stammende Prana erfüllt eine dritte Kategorie von Aufgaben. Für die Ziele dieses Werkes wäre es störend, in die minutiösen Details der yogischen Theorie einzusteigen. Wir müssen uns mit den hier gegebenen allgemeinen Aussagen zufriedengeben. Das Hauptthema, mit dem wir uns hier befassen, ist die Tatsache, dass Essen Nahrungsprana enthält, das unser Körper braucht, und dass dieses Prana nur in der vorher beschriebenen Weise gewonnen werden kann, d. h. durch Kauen der Nahrung und durch die Absorption von Prana durch das Nervensystem der Zunge, des Mundes und der Zähne.

Betrachten wir nun den Plan der Natur, zwei wichtige Aufgaben im Vorgang des Kauens und des Einspeichelns zu kombinieren. An erster Stelle beabsichtigt die Natur, dass jedes Essenspartikelchen vollständig zerkaut und eingespeichelt wird, bevor es geschluckt wird. Jeder Zuwiderhandlung in dieser Sache folgt sicherlich eine gestörte Verdauung. Das gründliche Kauen ist eine natürliche Angewohnheit des Menschen, die jedoch aufgrund der Anforderungen künstlicher Lebensgewohnheiten, die in unserer Zivilisation entstanden sind, vernachlässigt wurde. Das Kauen ist notwendig, um die Nahrung zu zerkleinern, damit sie leichter geschluckt und auch mit dem Speichel, dem Magensaft und den Säften des Dünndarms vermischt werden kann. Das Kauen fördert den Speichelfluss, der ein höchst wichtiger Teil des Verdauungsprozesses ist. Durch das Einspeicheln der Nahrung werden gewisse Arbeiten ausgeführt, die von keinem anderen Verdauungssaft übernommen werden können.

Einige Spezialisten haben dem Kauen und dem Einspeicheln eine noch größere Wichtigkeit zugeschrieben als der allgemeine Teil der Physiologen. Mr. Horace Fletcher, eine besondere Autorität auf diesem Gebiet, hat verstärkt über dieses Thema geschrieben und verblüffende Beweise für die Wichtigkeit dieser Funktion und dieses Prozesses für den physischen Körper geliefert. In der Tat rät Mr. Fletcher zu einer besonderen Art des Kauens, die dem Yogabrauch recht nahe kommt, wobei er diese Methode wegen ihres wundervollen Effekts auf die Verdauung anrät, während die

Yogis ein ähnliches System auf der Theorie der Aufnahme von Nahrungsprana praktizieren. Die Wahrheit ist, dass beide Resultate bewerkstelligt werden. Es ist ein Teil der Strategie der Natur, dass das Zerkleinern der Nahrung in kleinste Teilchen, der Verdauungsprozess durch das Einspeicheln und die Absorption von Prana aus der Nahrung zur selben Zeit erledigt werden. Hierdurch wird eine höchst bemerkenswerte Kraftökonomie erreicht.

Im menschlichen Ur-Zustand war das Kauen ein sehr angenehmer Prozess und er gilt noch für die niederen Tiere und die Kinder der heutigen Menschheit. Das Tier kaut und mampft seine Nahrung mit dem größten Vergnügen und das Kind saugt, kaut und hält die Nahrung viel länger im Mund als der Erwachsene. Das tut es so lange, bis es von seinen Eltern »Unterricht« bekommt und deren Gewohnheit annimmt, das Essen hinunterzuschlingen. Mr. Fletcher vertritt in seinen Büchern über dieses Thema die Ansicht, dass es der Geschmack ist, der das Vergnügen des Saugens und Kauens ermöglicht. Die Yoga-Theorie besagt, dass der Geschmack zwar eine Menge damit zu tun hat, es aber noch etwas anderes gibt, nämlich eine unbeschreibliches Gefühl der Befriedigung, das man erhält, wenn man das Essen im Mund behält, es mit der Zunge herumrollt, es kaut, langsam auflösen lässt und fast unbewusst schluckt. Mr. Fletcher ist der Meinung, solange noch Geschmackspartikel vorhanden sind, gibt es Nährstoffe zu extrahieren, und ich glaube, dass das völlig richtig ist. Ich bin jedoch der Meinung, dass es noch eine andere Empfindung gibt, die, wenn wir ihr erlauben, sich zu manifestieren, uns eine gewisse Befriedigung im Nicht-Schlucken gibt und die andauert, bis alles oder beinahe alles Prana aus der Nahrung herausgezogen wurde. Wenn Sie dem Yoga-Essensplan folgen (vielleicht auch nur teilweise), werden Sie bemerken, dass Sie abgeneigt sind, sich von der Nahrung zu trennen und sie, anstatt sie auf einmal hinunterzuschlingen, lieber langsam im Mund dahinschmelzen lassen, bis Sie plötzlich merken, dass alles weg. Dieses Gefühl wird von den einfachsten Speisen hervorgerufen, die nicht besonders raffiniert sind, wie auch von ihren speziellen Lieblingsspeisen. Die Empfindung zu beschreiben ist beinahe unmöglich, da es in unserer Sprache kein passendes Wort dafür gibt. Vermutlich weil die Existenz dieser Empfindung von den westlichen Kulturen nicht anerkannt wurde. Das Beste, was wir tun können, ist, diese Empfindung mit anderen Empfindungen zu vergleichen, selbst auf die Gefahr hin, uns mit einem Vergleich lächerlich zu machen. Was ich meine, ist dieses Gefühl, das man hat, wenn man in der Gegenwart einer höchst »magnetischen« Person ist. Jenes nicht beschreibbare Gefühl, Stärke und Vitalität aufzutanken. Einige Leute haben so viel Prana in ihrem System, dass sie fortwährend »überfließen« und es an andere weitergeben. Das Ergebnis ist, dass andere Personen gerne in ihrer Gesellschaft sind und nur ungern wieder gehen – sie können sich fast nicht losreißen. Dies ist nur ein Beispiel. Ein anderes ist das Gefühl, das man hat, wenn man einer Person ganz nahe ist, die man liebt. In diesem Fall gibt es einen Austausch von

»Magnetismus« (mit Prana geladene Gedanken), was ziemlich berauschend ist. Der Kuss der geliebten Person ist mit so viel »Magnetismus« gefüllt, dass es einen von Kopf bis Fuß durchfährt. Dies ist nur eine unvollständige Beschreibung dessen, was ich zu beschreiben versuche. Der Genuss, den man durch richtiges und normales Essen erhält, ist nicht allein eine Frage des Geschmacks, sondern leitet sich weitgehend von jenem besonderen Gefühl der Aufnahme von »Magnetismus« oder Prana ab, das den oben genannten Beispielen sehr ähnlich ist. Die Illustration mag ein Lächeln oder Spott hervorrufen, bis man die Ähnlichkeit des Charakters der beiden Energiemanifestationen erkannt hat.

Wenn man den falschen Appetit überwunden hat, der so oft mit Hunger verwechselt wird, wird man eine trockene Vollkornbrotkruste zerkauen und nicht nur eine gewisse Befriedigung vom Geschmack der darin enthaltenen Nährstoffe erlangen, sondern auch das Gefühl, von dem ich zuvor so leidenschaftlich gesprochen habe. Es braucht ein wenig Übung, um die falsche Appetitgewohnheit loszuwerden und zum Plan der Natur zurückzukehren. Die nahrhaftesten Lebensmittel werden die größte Zufriedenheit für den normalen Geschmack bringen, und es ist eine erinnernswerte Tatsache, dass das Prana der Nahrung im direkten Verhältnis zu den enthaltenen Nährstoffen steht. Ein weiteres Beispiel der Weisheit der Natur.

Der Yogi isst seine Mahlzeiten langsam und kaut jeden Bissen so lange, wie er »Lust darauf« hat, d.h. so lange, wie er eine Befriedigung daraus zieht. Bei der Mehrheit der Fälle dauert diese Empfindung so lange an, wie Nahrung im Mund verbleibt, denn die unwillkürlichen Vorgänge der Natur bewirken, dass die Nahrung langsam aufgelöst und geschluckt wird. Der Yogi bewegt seine Kiefer langsam und lässt seine Zunge die Nahrung streicheln. Seine Zähne sinken mit Liebe in die Speise ein und er weiß, dass er mithilfe der Mund-, Zungen- und Zahnnerven Nahrungsprana herauszieht, das ihn anregt, stärkt und seinen Energiespeicher wieder auffüllt. Gleichzeitig ist er sich bewusst, dass er seine Nahrung in ordentlicher Weise für die Verdauungsvorgänge im Magen und im Dünndarm vorbereitet und dem Körper gutes Material liefert, das zum Aufbau des physischen Körpers gebraucht wird. Diejenigen, die dem yogischen Essensplan folgen, werden eine weitaus größere Menge an Nährstoffen aus ihren Speisen erhalten als der gewöhnliche Mensch, denn jedes Gramm an Nahrung wird gezwungen, ihren maximalen Nährwert freizugeben, während demjenigen, der seine Nahrung nur halb zerkaut und ungenügend eingespeichelt hinunterschlingt, viel Nährwert verloren geht und im System eine verfaulende, fermentierende Masse zurückbleibt. Nach der yogischen Methode wird dem System kein Abfall weitergegeben, die wirklichen Abfallstoffe ausgenommen. Jedes kleinste bisschen an Nährwert wird aus der Speise herausgezogen und der größte Teil der Nahrung – das Prana – wird aus ihren Atomen absorbiert.

Der Kauvorgang zerkleinert die Nahrung in kleine Partikel, sodass der Speichel sie durchdringen und seine notwendige Arbeit verrichten kann und die anderen Säfte (oben erwähnt) auf die Atome der Nahrung so einwirken, dass sie das Nahrungsprana freisetzen, damit es vom Nervensystem aufgenommen werden kann. Die Bewegung, die der Nahrung durch die Arbeit von Kiefer, Zunge und Wangen während des Kauvorganges verliehen wird, bewirkt, dass den Nerven immer neue Atome präsentiert werden, aus denen die das Nahrungsprana extrahieren können. Die Yogis halten die Nahrung im Mund, kauen sie langsam und gründlich und erlauben es der Nahrung, dass sie langsam durch den vorher beschriebenen unfreiwilligen Prozess geschluckt wird. Dabei erfahren sie in vollem Umfang den Genuss, der mit der Extraktion von Prana einhergeht. Sie können sich selbst ein Bild davon machen, indem Sie sich die Zeit nehmen und einige Nahrungsteilchen in den Mund nehmen und dann langsam zerkauen, bis sie im Mund ganz langsam dahinschmelzen wie ein Stück Zucker. Sie werden erstaunt sein, wie gründlich diese Arbeit des unfreiwilligen Schluckens durchgeführt wird. Die Nahrung gibt Schritt für Schritt das Prana frei, schmilzt dann langsam dahin und erreicht den Magen. Nehmen Sie beispielsweise eine Brotkruste und zerkauen Sie sie gründlich mit der Absicht herauszufinden, wie lange sie reichen wird, ohne verschluckt zu werden. Sie werden feststellen, dass sie nie auf die übliche Weise »verschluckt« wird, sondern allmählich in der von mir gerade erwähnten Weise verschwindet, nachdem sie nach und nach auf eine pastöse, cremige Masse reduziert wurde. Dieser kleine Bissen Brot wird dann ungefähr doppelt so viel Nährstoffe abgegeben haben wie ein Stück gleicher Größe, das in der gewöhnlichen Art gegessen wird – und etwa dreimal so viel Nahrungsprana.

Ein weiteres interessantes Beispiel ist im Falle von Milch zu finden. Milch ist eine Flüssigkeit und benötigt natürlich keinen Zerkleinerungsvorgang wie feste Nahrung. Dennoch bleibt die auf sorgfältige Experimente begründete Tatsache bestehen, dass ein einfach hinuntergetrunkener Viertelliter Milch nicht einmal die Hälfte des Nährwertes erzielt, der aus der gleichen Menge Milch gewonnen wird, die langsam getrunken und so lange im Mund behalten und mit der Zunge bewegt wird, bis sie »dahinschmilzt«.

Das Baby, dass Milch aus der Brust der Mutter oder der Flasche bekommt, trinkt sie durch eine saugende Bewegung, die die Zunge und die Wangen bewegt und dadurch den Fluss der Säfte aus den Drüsen provoziert, die das Nahrungsprana freisetzen und eine chemische Verdauungswirkung auf die Milch selbst haben – ungeachtet der Tatsache, dass von dem Baby der wahre Speichel erst abgegeben wird, wenn sich die Zähne zu zeigen beginnen.

Ich empfehle meinen Schülern, gemäß der gerade hier dargelegten Aussagen, mit sich selbst zu experimentieren. Wählen Sie eine Gelegenheit, wenn Sie gerade viel Zeit zur Verfügung haben, und dann kauen Sie langsam und lassen Sie die Nahrung langsam dahinschmelzen, anstatt einen bewussten Versuch zu machen, sie zu schlucken. Dieses »Dahinschmelzen« der Nahrung ist nur dann möglich, wenn die Speise in eine cremeartige Paste zerkaut worden ist und dabei gründlich mit Speichel gesättigt wurde. Die Nahrungspartikelchen werden dabei in einen halbverdauten Zustand gebracht und das Nahrungsprana wird aus ihnen extrahiert. Versuchen Sie einen Apfel in dieser Weise zu essen. Sie werden überrascht sein von Ihrer Empfindung, eine ordentliche Mahlzeit verzehrt zu haben, sowie von einer gesteigerten Vitalität.

Ich verstehe sehr wohl, dass es für den Yogi eine ganz andere Sache ist, sich die Zeit zu nehmen und seine Mahlzeit auf diese Art zu essen, als für den gehetzten westlichen Geschäftsmann, der das Gleiche tun will. Ich erwarte von meinen Lesern nicht, dass sie ihre jahrelangen Gewohnheiten auf einmal ändern. Aber ich bin mir sicher, dass ein wenig Übung in dieser Methode des Essens Ihnen doch eine große Veränderung bringen wird. Ich weiß, dass eine solche gelegentliche Praxis bald zu einer deutlichen Verbesserung der täglichen Kaupraxis führen wird. Ich weiß auch, dass der Schüler einen neuen Spaß, ein zusätzliches Entzücken am Essen finden wird und bald lernt, mit Liebe zu essen. Das heißt, er wird nur ungern einen Mundvoll Nahrung einfach durch bewusstes Verschlucken verlieren. Demjenigen, der lernt, sich an diese Essensregeln zu halten, wird sich eine neue Geschmackswelt eröffnen und er wird viel mehr Vergnügen am Essen haben als zuvor. Nebenbei wird er eine bessere Verdauung und mehr Vitalität haben, weil er eine viel höhere Nährstoffzufuhr und eine erhöhte Menge an Nahrungsprana erhalten wird.

Es ist möglich, dass jemand, der Zeit und Gelegenheit hat, diesem Plan bis an seine Grenzen zu folgen, eine fast unglaubliche Menge an Nährstoffen und Kraft aus einer vergleichsweise geringen Menge Nahrung zieht, da, wie eine Beobachtung der aus dem System kommenden Ausscheidungen zeigt, praktisch keine Abfälle anfallen. Diejenigen, die an Unterernährung und eingeschränkter Vitalität leiden, werden es gewinnbringend finden, wenn sie die Methode wenigstens teilweise einhalten.

Die Yogis sind als sparsame Esser bekannt, trotzdem verstehen sie voll und ganz die Notwendigkeit und den Wert einer perfekten Ernährung. Sie halten ihren Körper immer in einem gut ernährten Zustand und versorgen ihn mit Aufbaumaterial. Das Geheimnis besteht, wie leicht zu erkennen ist, darin, dass sie praktisch keine in der Nahrung enthaltenen Nährstoffe verschwenden, da sie praktisch alles herausziehen, was sie enthält. Sie belasten ihr System nicht mit Füllmaterial, das die Maschinerie verstopft und eine Energieverschwendung bewirkt, da es hinausbefördert werden muss. Sie erhalten ein Maximum an Nährstoffen aus einem Minimum an Essen – eine volle Lieferung Nahrungsprana aus einer kleinen Menge Material.

Während Sie dieser Methode bis zum Äußersten folgen und die oben genannten Anweisungen beherzigen, können Sie eine große Verbesserung bei sich selbst bewirken. Ich gebe Ihnen nur die allgemeinen Prinzipien vor, den Rest können Sie sich selbst erarbeiten.

Experimentieren Sie, das ist sowieso der einzige Weg, etwas zu lernen.

Ich habe in diesem Buch bereits mehrmals gesagt, dass die mentale Einstellung wesentlich dazu beiträgt, Prana aufzunehmen. Dies gilt nicht nur für das aus der Luft aufgenommene Prana, sondern auch für Nahrungsprana. Halten Sie an dem Gedanken fest, dass Sie all das Prana, das in einem Mundvoll Nahrung enthalten ist, absorbieren, und verbinden Sie diesen Gedanken mit dem der Ernährung. So werden Sie weit mehr erreichen, als würden Sie das nicht tun.

# ≈ 11 ≈
# Über das Essen

Ich beabsichtige, die Angelegenheit der Nahrungsmittelauswahl für meine Schüler als eine offene Frage stehen zu lassen. Während ich persönlich bestimmte Lebensmittel bevorzuge und glaube, durch ihre Verwendung die beste Wirkung zu erzielen, erkenne ich dennoch die Tatsache an, dass es unmöglich ist, die Gewohnheiten einer ganzen Lebensspanne, ja sogar ganzer Generationen in einem Tag zu ändern. Der Mensch muss sich von seiner Erfahrung und seinem steigenden Wissen leiten lassen, nicht von dogmatischen Wiederholungen anderer. Die Yogis bevorzugen eine fleischfreie Ernährung, sowohl aus hygienischen Gründen als auch wegen der kulturellen Abneigung, das Fleisch von Tieren zu essen. Die weiter fortgeschrittenen unter den Yogaschülern bevorzugen eine Diät aus Früchten, Nüssen, Olivenöl etc. zusammen mit ungesäuertem Brot, das aus Vollkornweizen gemacht wird. Reisen sie aber beispielsweise mit Menschen, die andere Ernährungsregeln befolgen, zögern sie nicht, sich mehr oder weniger an die veränderten Bedingungen anzupassen. Sie belasten ihre Gastgeber nicht, denn sie wissen, dass ihr Magen alles gut verdauen wird, was sie essen, wenn sie beim Kauen der Nahrung der yogischen Methode folgen und langsam kauen. Tatsächlich können einige von den höchst unverdaulichen Dingen der modernen Kost ohne Besorgnis gegessen werden, wenn das oben genannte System angewandt wird.

Ich schreibe dieses Kapitel im Geiste des reisenden Yogi. Ich habe nicht den Wunsch, irgendjemandem willkürliche Regeln aufzuzwingen. Der Mensch muss eher in eine vernünftige Methode des Essens hineinwachsen, als sie sich plötzlich aufzwingen zu lassen. Es ist schwer für jemanden, eine fleischlose Kost anzunehmen, wenn er sein ganzes Leben lang an den Genuss von Fleisch gewöhnt war. Und es ist ebenso schwierig, sich eine Rohkostdiät anzugewöhnen, wenn man sein Leben lang gekochte Speisen gegessen hat. Alles, worum ich Sie bitte, ist, ein wenig über dieses Thema nachzudenken, bei der Nahrungsauswahl Ihrem Instinkt zu vertrauen und sich eine möglichst große Vielfalt zugutekommen zu lassen. Vertrauen Sie Ihrem Instinkt, wird er Sie gewöhnlich dazu anleiten, das auszuwählen, was Sie für jede einzelne Mahlzeit brauchen. Wir sollten es vorziehen, dem Instinkt zu vertrauen, als uns an eine starre, unveränderliche

Diät zu halten. Essen sie im Großen und Ganzen das, wonach Ihnen der Sinn steht, immer vorausgesetzt, Sie kauen es gründlich und langsam und ermöglichen sich eine große Auswahl.

In diesem Kapitel werden wir von einigen Dingen sprechen, die der vernünftige Mensch vermeiden wird – allerdings erst nach allgemeingültigen Hinweisen. In Sachen fleischloser Diät glaube ich, dass in der Menschheit allmählich das Gefühl wachsen wird, dass Fleisch nicht die richtige Ernährung darstellt. Ich glaube, dass man diesem Gefühl entwachsen muss, statt es »herausgeprügelt« zu bekommen. Denn wenn er sich nach den Fleischtöpfen Ägyptens verzehrt, trifft es ihn genauso schlecht, als hätte er an dem Festmahl teilgenommen. Der Mensch wird aufhören, Fleisch zu begehren, während er in sich wächst, aber bis dahin wird ihm jede aufgezwungene Zurückhaltung in seiner Fleischgewohnheit nicht viel nützen. Ich bin mir bewusst, dass das von vielen meiner Leser als von der allgemeinen Lehre abweichend angesehen wird, aber ich kann nicht anders, als darauf zu vertrauen, dass meine Behauptungen den Erfahrungstest bestehen werden. Falls Sie sich für die relativen Vorteile von besonderen Lebensmitteln interessieren, so sollten Sie einige der guten Werke lesen, die in den letzten Jahren zu diesem Thema erschienen sind. Aber lassen Sie sich nicht von der Meinung eines einzelnen Autors mitreißen, sondern informieren Sie sich über die verschiedenen Seiten dieser Frage. Es ist interessant und lehrreich, in verschiedenen Büchern von den vergleichbaren Nährwerten zu lesen. Ihr Wissen wird Sie mit der Zeit zu einer vernünftigen Ernährung leiten. Solche Veränderungen müssen jedoch eher das Resultat von Gedanken und Erfahrungen sein, als bloß auf der Aussage einer Person, die ihr Steckenpferd reitet, zu basieren. Ich bitte meine Schüler, darüber nachzudenken, ob sie zu viel Fleisch essen, ob sie zu viel Fett zu sich nehmen, ob sie genügend Obst essen, ob Vollkornbrot nicht eine gute Ergänzung ihrer täglichen Kost wäre und ob sie nicht zu viel Backwaren und Fertiggerichte genießen. Wenn Sie mich bitten würden, Ihnen eine das Essen betreffende allgemeine Regel zu formulieren, wäre ich geneigt, Folgendes zu sagen:

Essen Sie eine Vielzahl an Nahrungsmitteln, vermeiden Sie »reichhaltige« Mahlzeiten, essen Sie nicht zu viel Fett, hüten Sie sich vor der Bratpfanne, essen Sie nicht zu viel Fleisch, vermeiden Sie insbesondere Schweine- und Kalbfleisch. Lassen Sie Ihre allgemeine Essensgewohnheit mehr in Richtung einfacher, schlichter Mahlzeiten tendieren und meiden Sie stark verarbeitete Gerichte. Essen Sie nur wenig Süßigkeiten und Backwaren, streichen Sie Pasteten von Ihrer Liste, kauen Sie gründlich und langsam in Übereinstimmung mit dem Plan, den ich Ihnen gegebenen habe, und haben Sie keine Angst vor Nahrungsmitteln. Wenn Sie sie vernünftig essen, werden sie Ihnen keinen Schaden zufügen – es sei denn, Sie fürchten sie.

Wir glauben, dass es besser ist, eine leichte Mahlzeit als erste Mahlzeit des Tages zu sich zu nehmen. Am Morgen gibt es wenig für den Körper zu reparieren, da er die ganze Nacht in Ruhe war. Wenn möglich, machen Sie vor dem Frühstück eine kleine Bewegungsübung.

Wenn Sie erst einmal zur natürlichen Gewohnheit des ordentlichen Kauens zurückgekehrt sind und das Gefühl erfahren haben, das vom richtigen Essen ausgeht, wird der anerzogene anormale Appetit von Ihnen abfallen und der natürliche Hunger zurückkommen. Wenn der natürliche Hunger zurück ist, wird der Instinkt sehr darauf aus sein, Ihnen nahrhaftes Essen auszusuchen, und sie werden eine Neigung zu den Lebensmitteln entwickeln, die Ihnen in jedem speziellen Moment genau die Nährstoffe geben, die Sie benötigen. Der Instinkt des Menschen ist ein guter Leitfaden, vorausgesetzt er wurde nicht durch den Genuss der heutzutage üblichen absurden Gerichte verdorben, die falschen Appetit erzeugen.

Wenn Sie sich nicht recht wohlfühlen, scheuen Sie sich nicht, eine Mahlzeit auszulassen. Geben Sie Ihrem Magen eine Chance, all das loszuwerden, was ihn gerade belastet. Man kann ohne Gefahr mehrere Tage ohne Essen auskommen, obwohl ich längeres Fasten nicht empfehle. Ich bin jedoch der Meinung, dass es bei Krankheit weise ist, dem Magen etwas Ruhe zu gönnen, damit sich die regenerierende Energie auf das Ausstoßen der Abfallstoffe richten kann, welche die Beschwerden verursacht haben. Sie werden feststellen, dass Tiere zu fressen aufhören, wenn sie krank sind. Sie liegen, bis ihre Gesundheit wiederhergestellt ist, und erst dann beginnen sie wieder zu fressen. Wir können diese Lektion mit beträchtlichem Gewinn von ihnen annehmen.

Ich möchte nicht, dass meine Schüler zu »Nahrungssonderlingen« werden, die jeden Mundvoll Essen wiegen, messen und analysieren. Ich betrachte dies als eine anormale Methode und glaube, dass ein solcher Kurs Angst erzeugt und den instinktiven Geist mit falschen Ideen füllt. Ich glaube, es ist viel besser, in der Auswahl der Nahrungsmittel den gewöhnlichen Menschenverstand einzusetzen und sich über die ganze Angelegenheit den Kopf nicht weiter zu zerbrechen. Wir sollten unser Essen mit dem Gedanken an die Ernährung und die Stärkung genießen, die Nahrung so kauen, wie ich es dargelegt habe, und dabei sicher sein, dass die Natur ihre Arbeit gut machen wird. Bleiben Sie so nah wie möglich an der Natur und lassen Sie deren Pläne Ihr Maßstab sein.

Der starke, gesunde Mensch hat keine Angst vor seiner Nahrung; und so sollte es auch der Mensch halten, der gesund sein möchte. Bleiben Sie fröhlich, atmen, essen und leben Sie richtig – so werden Sie keinen Anlass haben, eine chemische Analyse für jeden Mundvoll Nahrung zu machen. Haben Sie keine Angst, Ihrem Instinkt zu vertrauen, denn er ist schließlich des natürlichen Menschen Führer.

# ≈ 12 ≈
# Die Bewässerung des Körpers

Eines der wichtigsten Prinzipien der Hatha-Yoga-Gesundheitsphilosophie ist der intelligente Gebrauch jener großen Gabe der Natur an alle Lebewesen – des Wassers. Eigentlich sollte es gar nicht notwendig sein, die Aufmerksamkeit auf die Tatsache zu lenken, dass Wasser eines der wichtigsten Mittel zur Aufrechterhaltung der normalen Gesundheit ist. Aber der Mensch ist so sehr von künstlichen Umweltbedingungen, Gewohnheiten und Gebräuchen etc. abhängig geworden, dass er die Gesetze der Natur vergessen hat. Seine einzige Hoffnung ist die Rückkehr zur Natur. Kleine Kinder kennen instinktiv den Gebrauch von Wasser und bestehen darauf, damit versorgt zu werden. Wenn sie jedoch heranwachsen, kommen sie von ihrer natürlichen Gewohnheit ab und verfallen den fehlerhaften Praktiken der sie umgebenden Erwachsenen. Das gilt besonders für diejenigen, die in großen Städten leben, wo sie das warme Wasser, das aus den Wasserhähnen fließt, als ungenießbar empfinden und so mit der Zeit vom normalen Gebrauch der Flüssigkeiten entwöhnt werden. Bei solchen Menschen bildet sich auch allmählich eine neue Trinkgewohnheit (oder Nicht-Trinkgewohnheit), und indem sie die Forderungen der Natur zurückweisen, sind sie sich ihrer letztendlich nicht mehr bewusst. Wir hören die Leute oft sagen: »Warum sollen wir Wasser trinken, wenn wir nicht durstig sind?« Wären sie den Pfaden der Natur jedoch gefolgt, wären sie durstig. Der einzige Grund, warum sie das Rufen der Natur nicht hören, besteht darin, dass sie der Natur so lange ein taubes Ohr zugewandt haben, dass sie entmutigt wurde und nun leiser ruft. Außerdem haben ihre Ohren aufgehört, die Schwingungen wahrzunehmen, da sie so sehr mit anderen Dingen beschäftigt sind.

Es ist erstaunlich, wie viele Menschen man finden kann, die dieses wichtige Merkmal des Lebens ignorieren. Viele nehmen kaum Flüssigkeiten zu sich und sagen sogar, dass sie nicht glauben, dass es gut für sie sei. Es geht schon so weit, dass ich von einem sogenannten »Gesundheitscoach« gehört habe, der die verblüffende Theorie aufgestellt hat, Durst sei eine Krankheit, und seinen Klienten vom Gebrauch von Flüssigkeit generell abrät und behauptet, ihr Gebrauch sei unnatürlich. Ich werde nicht versuchen, gegen solche Lehren zu argumentieren. Ihre Dummheit ist für jeden ersichtlich, der sich mit den natürlichen Lebensgewohnheiten des Menschen und der niederen Tiere beschäftigt. Kehrt der Mensch zur Natur zurück, wird er überall um sich herum und in allen Lebensformen das Trinken von Wasser sehen, angefangen mit der Pflanze bis zum höchsten Säugetier.

Der Yogi legt so viel Wert auf die richtige Verwendung von Trinkwasser, dass er dies als eine der ersten Prinzipien der Gesundheit betrachtet. Er weiß, dass ein großer Prozentsatz kranker Menschen deshalb krank ist, weil es ihnen an den vom Körper benötigten Flüssigkeiten mangelt. So, wie die Pflanze Wasser und die aus der Erde und der Luft gewonnenen Nährstoffe benötigt, um zu einer gesunden Reife zu gelangen, braucht der Mensch die richtige Menge an Flüssigkeit, um gesund zu bleiben bzw. wieder gesund zu werden, sollte er krank sein. Wer würde schon daran denken, einer Pflanze das Wasser zu entziehen? Und wer wäre so grausam, es zu versäumen, dem treuen Pferd die erforderliche Menge Wasser zu besorgen? Der Mensch gibt der Pflanze und dem Tier das, was ihn sein gesunder Menschenverstand lehrt. Sich selbst jedoch beraubt er der lebensspendenden Flüssigkeit und leidet genau wie Pflanze und Pferd unter denselben Bedingungen, unter den Folgen. Erinnern Sie sich an dieses Beispiel von der Pflanze und dem Pferd, wenn Sie sich die Frage stellen, ob Sie Wasser trinken sollen.

Lassen Sie uns anschauen, wozu Wasser im Körper gebraucht wird, und dann entscheiden, ob wir in dieser Hinsicht ein normales Leben geführt haben oder nicht. Um es direkt vorwegzunehmen: Ungefähr 70 Prozent unseres Körpers bestehen aus Wasser. Eine bestimmte Menge dieses Wassers wird von unserem System verbraucht und verlässt den Körper. Das geschieht unentwegt und falls der Körper im normalen Zustand bleiben soll, muss jeder Deziliter Wasser durch einen anderen Deziliter ersetzt werden.

Das System scheidet fortwährend durch die Poren der Haut Wasser aus. Dies geschieht in Form von Schwitzen und Transpiration sowie über die Atmung. »Schwitzen« ist der Begriff, der dafür verwendet wird, wenn die Ausscheidung so schnell vonstatten geht, dass sich die Flüssigkeit sammelt und sich Tropfen bilden. Der Begriff »transpirieren« wird verwendet, wenn Wasser kontinuierlich und unbewusst durch die Haut verdunstet wird. Transpiration findet durchgängig statt und Experimente an Tieren haben bewiesen, dass dieser Vorgang, wenn er verhindert wird, zum Tod des Tieres führt. Bei einer der großen Feiern im alten Rom wurde ein Knabe von Kopf bis Fuß mit Blattgold bedeckt, um einen der Götter darzustellen. Er starb, bevor das Blattgold entfernt werden konnte, denn der Transpiration war es unmöglich, die Schicht des Blattgolds zu durchdringen. Die Funktion der Natur wurde unterbrochen, der Körper konnte nicht richtig funktionieren und die Seele warf ihre fleischliche Behausung ab.

Chemische Analysen zeigen, dass Schweiß und Transpirationsflüssigkeit mit Abfallprodukten des Systems beladen sind. Dieser Abfall und Schmutz des Körpers würde ohne ausreichenden Nachschub an Flüssigkeit im System des Körpers verbleiben, ihn so vergiften und infolgedessen Krankheit und Tod verursachen. Diese Reparaturarbeiten des Körpers gehen ununterbrochen weiter. Das verbrauchte und abgenutzte Gewebe wird abgetragen und durch frisches, neues Material aus dem Blut ersetzt. Diese Abfallprodukte müssen aus dem Körper geschafft werden und die Natur ist in dieser Sache ganz eigen – sie duldet es nicht, dass Müll im System gelagert wird. Wenn die Abfallstoffe im System verbleiben dürfen, werden sie zu Giftstoffen und verursachen Krankheiten, denn sie dienen als Brutstätte und Nährboden für Keime, Mikroben, Sporen und Bakterien. Keime belästigen kein sauberes und gesundes System. Aber geraten sie an einen dieser Wasserhasser, finden sie diesen Körper voll von nicht entferntem Müll und Dreck und sie lassen sich nieder und machen sich an die Arbeit. Ich werde darüber noch etwas mehr sagen, wenn wir zum Thema »Baden« kommen.

Wasser spielt im täglichen Leben eines Hatha Yogi eine sehr wichtige Rolle. Er benutzt es intern und extern. Er benutzt es, um gesund zu bleiben, und er lehrt dessen Wert zur Wiederherstellung gesunder Bedingungen, wo Krankheiten die natürlichen Funktionen des Körpers ins Ungleichgewicht gebracht haben. Ich werde auf den Gebrauch von Wasser noch in verschiedenen Teilen dieses Buches eingehen. Ich möchte Ihnen die Bedeutung dieses Kapitels vermitteln und bitte Sie, es nicht als unwichtig zu übergehen, weil es so einfach ist. Sieben von zehn meiner Leser brauchen diesen Rat. Also übergehen Sie ihn nicht. Denn er betrifft SIE.

Sowohl der Schweiß als auch die Transpiration sind notwendig, um die übermäßige Körperwärme durch Verdunstung abzuführen und so die Körpertemperatur auf einem normalen Stand zu halten. Wie bereits erwähnt, helfen Schwitzen und Transpiration auch dabei, die Abfallprodukte des Systems wegzuschaffen. Damit ist die Haut tatsächlich ein ergänzendes Organ zu den Nieren. Und ohne Wasser würde die Haut natürlich diese Funktion nicht erfüllen können. Ein normaler Erwachsener gibt in 24 Stunden etwa 0,5 bis 1 Liter Wasser durch Transpiration ab. Menschen, die z. B. in einem heißen Walzwerk arbeiten, scheiden viel größere Mengen (Schweiß) ab. In einer trockenen Atmosphäre kann der Mensch dabei eine wesentlich größere Hitze aushalten als in einer feuchten, denn bei trockener Hitze verdunstet der Schweiß so schnell, dass die Körperwärme leichter und schneller zerstreut wird.

Eine beträchtliche Menge an Wasser wird auch durch die Lungen ausgeatmet. Auch die Harnorgane geben eine große Menge ab; es sind etwa 1,5 Liter beim durchschnittlichen Erwachsenen. All das muss nachgefüllt werden, um die physische Maschinerie richtig in Gang zu halten.

Wasser wird vom System also für verschiedene Zwecke benötigt. Einer dieser Zwecke ist wie erwähnt, der Verbrennung, die permanent in unserem Körper abläuft, entgegenzusteuern und sie zu regulieren. Die Verbrennung entsteht durch die chemische Reaktion des von den Lungen aus der Luft aufgenommenen Sauerstoffs mit dem aus der Nahrung stammenden

Kohlenstoff. Diese in Millionen von Zellen ablaufende Verbrennung erzeugt die animalische Wärme. Das durch das System strömende Wasser reguliert diese Verbrennung, sodass sie nicht zu intensiv wird.

Wasser wird vom Körper auch als ein allgemeines Transportmedium genutzt. Es fließt durch die Arterien und Venen und befördert die Blutkörperchen und die Nährstoffe zu den verschiedenen Teilen des Körpers, wo sie für den beschriebenen Regenerationsprozess benötigt werden. Ohne Flüssigkeiten im System muss sich die Blutmenge verringern. Auf dem Rückweg des Blutes durch die Venen nehmen die Flüssigkeiten die Abfallstoffe auf und transportieren sie zu dem Ausscheidungsorganismus der Nieren, den Poren der Haut und zu den Lungen, wo das giftige, tödliche Material aus dem Systems befördert wird. Ohne ausreichend Flüssigkeit kann die von der Natur vorgesehene Arbeit nicht geleistet werden. Und – was eine sehr wichtige Angelegenheit ist – ohne genügend Wasser können die Abfallstoffe aus der Nahrung, die Aschen des Systems, nicht ausreichend feucht gehalten werden, um leicht den Dickdarm zu passieren und damit aus dem Körper zu gelangen. Daraus resultiert Verstopfung, mit all ihren Begleitübeln. Die Yogis wissen, dass neun Zehntel aller Fälle chronischer Verstopfung aus dieser Ursache resultieren. Sie wissen auch, dass neun von zehn dieser Fälle durch die Rückkehr zur natürlichen Gewohnheit des Wassertrinkens schnell geheilt werden können. Ich werde diesem Thema ein eigenes Kapitel widmen, möchte Sie aber so oft wie möglich auf seine Bedeutung lenken.

Ein ausreichender Nachschub an Wasser ist nötig, um die richtige Zirkulation und Stimulation des Blutes zu unterstützen und bei der Beseitigung der Abfallprodukte aus dem System sowie der normalen Assimilation der Nahrung durch das System zu helfen.

Personen, die nicht ausreichend Flüssigkeit zu sich nehmen, haben fast ausnahmslos eine mangelhafte Blutversorgung. Sie sehen oft wie blutleere Geschöpfe aus – bleiche, fahle, blutlos aussehende Geschöpfe. Ihre Haut ist oft trocken und fiebrig und sie schwitzen nur sehr wenig. Sie haben eine ungesunde Erscheinung und erinnern einen an getrocknete Früchte, die ein kräftiges Einweichen brauchen, um wieder glatt und normal auszusehen. Sie sind fast immer von Verstopfung betroffen und Verstopfung bringt eine Vielzahl anderer Leiden mit sich, was ich Ihnen in einem anderen Kapitel zeigen werde. Ihr Dickdarm oder Mastdarm ist unsauber und das System absorbiert dauernd die dort gelagerten Abfallstoffe und bemüht sich, sie mithilfe eines schlechten Atems, mit einer starken schweißigen Ausdünstung und mit unnatürlichem Urin loszuwerden.

Das ist keine angenehme Lektüre, aber es ist notwendig, klare Worte zu verwenden, um darauf aufmerksam zu machen. Und alles das aus Mangel an Wasser. Stellen Sie sich das vor! So viele Menschen, die so besonders darauf bedacht sind, sich von außen sauber zu halten, erlauben es sich, im Inneren schmutzig zu bleiben.

Der Körper des Menschen braucht Wasser in allen seinen inneren Bereichen. Er braucht konstante Bewässerung, und wird ihm diese Bewässerung verweigert, leidet er genauso wie das Land, dem seine natürliche Wasserversorgung verweigert wird. Jede Zelle, jedes Gewebe und jedes Organ braucht Wasser, um gesund zu sein. Wasser ist ein universelles Lösungsmittel und ermöglicht es dem System, die aus der Nahrung gewonnenen Nährstoffe aufzunehmen und zu verteilen und die Abfallprodukte des Systems zu beseitigen. Es wird oft gesagt »Blut ist Leben«, und wenn das so ist, was muss man dann vom Wasser sagen? Denn ohne Wasser wäre das Blut nur Staub.

Wasser wird auch gebraucht, damit die Nieren ihre Aufgabe erfüllen und Harnstoff etc. ausscheiden können. Wasser wird benötigt, um Speichel, Galle, Bauchspeicheldrüsensaft, Magensäure und all die anderen wertvollen Säfte des Systems herzustellen, ohne die eine Verdauung unmöglich wäre. Sperren Sie die Flüssigkeitsversorgung ab, vermindern Sie den Nachschub all dieser notwendigen Dinge. War Ihnen das bewusst?

Ein bekannter westlicher Physiologe sagte, dass in den Geweben eines normalen Körpers so viel Wasser existiere, dass man die Behauptung aufstellen könne, »alle Organismen leben in Wasser«. Und wenn es kein Wasser gibt, kann es kein Leben und keine Gesundheit geben.

Ich habe Ihnen gezeigt, dass die Nieren in 24 Stunden ca. 1,5 Liter Urin absondern, der aus dem System ausgeschieden wird, und Abfallprodukte und giftige chemische Substanzen in gelöster Form in sich trägt, die von den Nieren aus dem System gesammelt wurden. Darüber hinaus habe ich gezeigt, dass die Haut in der gleichen Zeit zwischen 0,5 und 1 Liter Wasser in Form von Transpiration und Schweiß absondert. Zusätzlich wird von den Lungen in derselben Zeit eine moderate Menge von ca. 300 bis 500 Milliliter Wasser abgegeben. Außerdem wird eine bestimmte Menge über den Darm ausgeschieden und eine kleine Menge in Form von Tränen, Sekreten und anderen Ausscheidungen des Körpers abgegeben. Wie viel Wasser wird nun benötigt, um diesen Verbrauch zu ersetzen? Schauen wir uns das an. Eine gewisse Menge an Flüssigkeiten wird durch die Nahrung aufgenommen. Das gilt besonders, wenn bestimmte Arten von Lebensmitteln gegessen werden. Aber das ist ein vergleichsweise kleiner Anteil dessen, was vom System bei seinen reinigenden Funktionen aufgebraucht wurde. Die besten Autoritäten stimmen darin überein, dass 2,0 bis 2,5 Liter Wasser die täglich notwendige durchschnittliche Menge ist, um den Verbrauch eines normalen, erwachsenen Menschen wieder auszugleichen. Falls diese Menge dem Körper nicht zugeführt wird, zieht er Flüssigkeiten aus dem System, bis der Mensch jenen ausgedörrten Zustand annimmt, von dem wir vorher gesprochen haben. Das hat zur Folge, dass alle Körperfunktionen beeinträchtigt sind. Dieser Mensch wird innen wie außen »ausgetrocknet« sein und die Maschinerie seines Körpers wird um ihr Schmier- und Reinigungsmaterial gebracht.

Zwei Liter pro Tag! Denken Sie mal darüber nach, falls Sie bis jetzt nur einen halben Liter oder weniger zu sich genommen haben. Fragen Sie sich, warum Sie von allen möglichen körperlichen Beschwerden geplagt werden? Es wäre kein Wunder, wenn Sie Verdauungsstörungen hätten, verstopft, blutleer, nervös und generell etwas »aus den Fugen« wären. Ihr Körper ist dann mit allen möglichen giftigen Substanzen aufgefüllt, die die Natur nicht eliminieren und über die Nieren und die Haut absondern konnte, denn Sie haben ihr die Wasserzufuhr abgedreht. Kein Wunder also, dass Ihr Mastdarm mit komprimiertem Abfallmaterial gefüllt ist, das Ihr System vergiftet. Ihre Natur war dadurch nicht in der Lage, sich in der regulären Weise zu entleeren, denn Sie haben ihr kein Wasser gegeben, damit sie ihre Kanalisation spülen kann. Kein Wunder, dass Ihr Speichel und Ihre Magensäfte mangelhaft sind – wie können Sie auch annehmen, dass die Natur sie ohne ausreichend Wasser herstellen kann? Kein Wunder, dass Ihr Blut nicht in ausreichender Menge vorhanden ist – von wo glauben Sie, kann die Natur die Flüssigkeit bekommen, um Blut zu bilden? Kein Wunder, dass Ihre Nerven nicht mehr den normalen Zustand haben, wenn sich alle diese Anormalitäten abspielen.

Die arme Natur, sie tut ihr Bestmöglichstes, auch wenn Sie sich unklug benehmen. Sie zieht ein wenig Wasser aus dem System, damit die Maschinerie nicht gänzlich stillsteht, traut sich aber nicht, dabei zu viel abzuziehen – also macht sie Kompromisse. Sie macht es genauso wie Sie, wenn das Wasser im Brunnen beinahe erschöpft ist. Sie versuchen, viel Arbeit mit wenig Mitteln zu verrichten, und müssen sich damit zufriedengeben, diese Arbeit nur halbwegs richtig getan zu haben.

Nimmt man einen Überschuss an Wasser zu sich, befördert die Natur diesen leicht und schnell wieder hinaus. Die Yogis haben kein Verlangen nach Eis-Wasser, einem unnatürlichen Produkt der Zivilisation. (Anm.: in Gegenden, wo kein frisches Quellwasser aus den Bergen zur Verfügung steht, wird Regenwasser über längere Zeit gespeichert. Aus hygienischen Gründen wird dieses Wasser mit viel Chlor versetzt. Wenn das Wasser stark abgekühlt wird, verschwindet der widerliche Chlorgeschmack und das Wasser hat seine scheinbare natürliche Frische wieder.) Die bevorzugte Temperatur der Yogis für das Wasser liegt bei ca. 15 Grad Celsius. Yogis trinken, wenn sie durstig sind, und haben einen normalen Durst, der nicht erst wie bei den »Ausgetrockneten« wiederhergestellt werden muss. Yogis trinken häufig, aber sie trinken keine großen Mengen auf einmal. Sie kippen das Wasser nicht hinunter, sondern wissen, dass eine solche Praxis anormal, unnatürlich und schädlich ist. Sie trinken das Wasser in kleinen Mengen, allerdings oft am Tag. Wenn sie arbeiten, haben sie oft ein Gefäß neben sich stehen und nippen häufig daran.

Diejenigen, die seit vielen Jahren ihrem natürlichen Instinkt zuwidergehandelt haben, haben die natürliche Art des Wassertrinkens beinahe vergessen und brauchen eine beträchtliche Zeit, um sie wiederzuerlangen. Ein wenig Übung wird jedoch schon bald das Verlangen nach Wasser hervorrufen und mit der Zeit werden Sie den natürlichen Durst zurückgewinnen.

Es ist ein guter Plan, immer ein Glas Wasser neben sich stehen zu haben, gelegentlich einen Schluck davon zu nehmen und dabei daran zu denken, wozu Sie ihn nehmen. Sagen Sie zu sich: »Ich gebe meinem Körper die Flüssigkeit, die er braucht, um seine Arbeit ordentlich ausführen zu können. Er wird mir danken, indem er mir normale Verhältnisse zurückbringt, mir eine gute Gesundheit und Kraft gibt und mich zu einem starken, gesunden, natürlichen Menschen macht.«

Bevor sich die Yogis zur Nachtruhe begeben, ist ihre letzte Handlung, ein Glas Wasser zu trinken. Das Wasser wird vom System aufgenommen und dient zur Reinigung des Körpers während der Nacht. Die Abfallstoffe werden zusammen mit dem Urin am nächsten Morgen ausgeschieden. Die Yogis trinken auch ein Glas Wasser unmittelbar nach dem Aufstehen. Der Hintergedanke dabei ist, dass das vor dem Essen getrunkene Wasser den Magen reinigt und die Ablagerungen und Abfälle wegwaschen, die sich in der Nacht angesammelt haben. Sie trinken normalerweise einen Becher etwa eine Stunde vor jeder Mahlzeit, gefolgt von einer leichten Übung – in dem Glauben, dass dies den Verdauungsapparat für die Mahlzeit vorbereitet und den natürlichen Hunger fördert. Sie haben kein Problem damit, auch zu den Mahlzeiten etwas Wasser zu trinken, achten aber darauf, die Nahrung nicht mit Wasser hinunterzuspülen. Das Hinunterspülen der Nahrung mit Wasser verdünnt nicht nur den Speichel, sondern bewirkt auch, dass die Nahrung unvollständig eingespeichelt und gekaut geschluckt wird. Die Nahrung wird abwärts befördert, bevor die natürliche Arbeit getan ist, und greift damit in die yogische Methode des Nahrungskauens ein (s. vorheriges Kapitel). Die Yogis glauben, dass das zu den Mahlzeiten getrunkene Wasser nur aus diesem Grund schädlich ist, und deshalb nehmen sie bei Mahlzeiten nur ein wenig Wasser, um die Nahrungsmasse im Magen etwas aufzuweichen. Dieses Bisschen schwächt die Stärke der Magensäfte etc. nicht.

Viele meiner Leser sind mit der Verwendung von heißem Wasser als Mittel zur Reinigung eines verschlackten Magens vertraut. Ich stimme dem Gebrauch von heißem Wasser auf diese Art zu, wenn es gebraucht wird, glaube aber, dass jemand, der den yogischen Lebensplan, wie er in diesem Buch beschrieben wird, sorgfältig folgt, keinen schlimmen Magen haben wird, der einer Reinigung bedarf. Sein Magen wird gut und gesund sein. Als Vorstufe zu einer vernünftigen Ernährung kann es für den Betroffenen von Vorteil sein, heißes Wasser auf diese Weise zu verwenden. Am besten nimmt man ungefähr einen halben Liter und trinkt es schluckweise langsam am Morgen vor dem Frühstück bzw. ca. eine Stunde vor den anderen Mahlzeiten. Das regt eine Muskeltätigkeit in den Verdauungsorganen an, was dazu führt, die dort oben gespeicherten Abfallstoffe aus dem System zu entfernen, die das heiße Wasser zudem bereits aufgelockert und verdünnt hat. Das Ganze ist allerdings nur ein zeitlich begrenztes Hilfsmittel. Die Natur hat heißes Wasser nicht als Dauergetränk erfunden. Alles, was sie in gesundem Zustand verlangt, ist Wasser in normaler Temperatur. Dieses Wasser braucht sie zur Aufrechterhaltung der Gesundheit. Wenn die Gesundheit jedoch durch Leichtsinn ihren Gesetzen gegenüber abhandengekommen ist, ist heißes Wasser ein gutes Mittel, um das Haus zu reinigen, bevor man wieder natürliche Gewohnheiten annimmt.

In anderen Teilen dieses Buches werde ich noch mehr zum Gebrauch von Wasser beim Baden, bei äußerer Anwendung etc. zu sagen haben. Dieses Kapitel ist den inneren Angelegenheiten gewidmet.

Zusätzlich zu den Eigenschaften, Diensten und dem Gebrauch von Wasser, wie oben angegeben, möchte ich hinzufügen, dass Wasser in beträchtlichen Mengen Prana beinhaltet. Besonders wenn das System danach verlangt und Prana extrahiert, werden Anteile für das System abgezweigt. Oft fühlt man das Verlangen nach einem Glas Wasser als Anregungsmittel. Der Grund dafür ist, dass der normale Vorrat an Prana erschöpft ist. Die Natur verursacht dieses Verlangen, weil sie erkennt, dass sie Prana leicht und schnell aus dem Wasser gewinnen kann. Auch Sie erinnern sich bestimmt daran, wie ein Glas kühles Wasser manchmal kraftvolles Stimulans und Erfrischung für Sie war und es Ihnen ermöglicht hat, mit neuer Kraft und Energie an Ihre Arbeit zurückzukehren. Vergessen Sie nicht das Wasser, wenn Sie sich verbraucht fühlen. In Verbindung mit der yogischen Atmung gibt Wasser dem Menschen schneller als jede andere Methode frische Energie. Nippen Sie das Wasser langsam und lassen Sie es vor dem Schlucken einen Moment im Mund. Die Nerven der Zunge und des Mundes sind die ersten (und schnellsten), die Prana aufnehmen. Das ist besonders dann vorteilhaft, wenn man müde ist. Das ist es wert, sich daran zu erinnern.

# ≈ 13 ≈
# Die Abfälle des Systems

Sollte es Menschen geben, die noch an die alten Vorstellungen von der Unreinheit des Körpers oder eines seiner Bereiche gebunden sind, wird dieses Kapitel kein angenehmes sein. Diejenigen von Ihnen, die es vorziehen, die Existenz bestimmter wichtiger Körperfunktionen zu ignorieren, und die ein Gefühl der Scham bei dem Gedanken empfinden, dass bestimmte Körperfunktionen Teil ihres Alltagslebens sind, werden dieses Kapitel nicht mögen und es vielleicht sogar als einen Makel dieses Buches betrachten – etwas, das ich nicht hätte beachten oder weglassen sollen. Zu diesen Lesern sage ich, dass ich keinen Vorteil (aber viel Schaden) darin sehe, nach der Vogel-Strauß-Politik der alten Geschichte vorzugehen, in der sich der Vogel vor seinen Jägern fürchtet und seinen Kopf in den Sand steckt. Er schloss die unangenehmen Dinge aus seinem Blick aus und ignorierte die Verfolger, bis sie ihn einholten und gefangen nahmen. Ich respektiere den ganzen Körper und all seine Teile und Funktionen so sehr, dass ich nichts Unsauberes oder Unschönes an ihm finden kann. Ich kann hingegen nichts als Torheit in der Verfahrensweise sehen, die Betrachtung und Diskussion der genannten Funktionen (oder irgendwelcher anderer) abzulehnen.

Das Ergebnis dieser konventionellen Politik, unliebsamen Angelegenheiten auszuweichen, ist, dass viele Menschen an Krankheiten und schlechter Gesundheit leiden, die von eben dieser Torheit verursacht werden.

Vielen, die dieses Kapitel lesen, werden die genannten Dinge wie eine Offenbarung erscheinen. Jenen, die bereits mit dem vertraut sind, wovon ich spreche, werden das Aussprechen der Wahrheit in diesem Buch willkommen heißen. Sie wissen, dass viele Menschen davon profitieren werden, darauf aufmerksam gemacht worden zu sein. Ich beabsichtige, Ihnen einen klaren Vortrag über die Aschen des Systems, den abgeworfenen Abfall des Körpers, zu halten.

Dass ein solches Gespräch notwendig ist, zeigt die Tatsache, dass mindestens drei Viertel der modernen Menschen zu einer mehr oder weniger starken Verstopfung und anderen schädlichen Folgen leiden. Das alles steht im Widerspruch zur Natur und die Ursachen können so leicht beseitigt werden, dass man sich kaum vorstellen kann, warum dieser Zustand überhaupt anhalten darf. Es kann darauf nur eine Antwort geben: Unwissenheit über Ursache und Heilung.

Falls es mir gelingt, bei der Beseitigung dieses Fluchs der Menschheit und der Wiederherstellung normaler Bedingungen zu helfen, indem ich die Menschen zurück zu ihrer Natur bringe, werde ich mich nicht um den angewiderten Gesichtsausdruck derer kümmern, die auf dieses Kapitel blicken und sich angenehmeren Dingen zuwenden. Es sind genau diese Menschen, die diesen Rat am meisten brauchen.

Diejenigen, die das Kapitel über die Verdauungsorgane gelesen haben, werden sich erinnern, dass wir das Thema in dem Stadium gewechselt haben, in dem sich die Nahrung im Dünndarm befand, wo sie vom System absorbiert und aufgenommen wurde. Unsere nächste Station ist die Betrachtung dessen, was aus den Abfallstoffen der Nahrung wird, nachdem das System alle Nährstoffe aufgenommen hat – was also aus dem Material wird, das die Natur nicht verwenden kann.

An dieser Stelle muss gesagt werden, dass diejenigen, die der in den vorhergehenden Kapiteln dargestellten yogischen Methode des Essens folgen, eine viel geringere Menge dieser Abfallstoffe haben werden als der durchschnittliche Mensch, dessen Nahrung den Magen nur teilweise zur Verdauung und Assimilation vorbereitet erreicht. Der Durchschnittsmensch verschwendet mindestens die Hälfte dessen, was er isst. Die Abfallmasse derer, die der Yogipraxis folgen, ist vergleichsweise gering und viel weniger abstoßend als die der Durchschnittsperson.

Um dieses Thema zu verstehen, müssen wir einen Blick auf die Körperorgane werfen, die damit zu tun haben. Der zu betrachtende Teil des Körpers ist der Dickdarm oder Colon. Der Dickdarm ist ein großer Kanal mit ca. 1,5 Meter Länge, in den der Dünndarm mittels einer Falltürvorrichtung an der unteren rechten Seite des Unterleibs übergeht. Diese Falltür ist so konstruiert, dass das Material zwar austreten, aber nicht mehr zurückkommen kann. Der Wurmfortsatz, der Sitz der Appendizitis (auch Blinddarmentzündung genannt), befindet sich genau unterhalb dieses Durchgangs. Der Dickdarm steigt gerade an der rechten Seite des Bauches empor, macht eine Kurve und geht hinüber zur oberen linken Seite. Dort steigt er dann wieder gerade zur unteren linken Seite ab, wo er eine Art Drehung oder S-förmige Kurve, die Sigmaschlinge genannt wird, macht. Darauf folgt der Mastdarm oder ein schmalerer Kanal, der zum Anus führt. Der Anus ist die Körperöffnung, durch die die Abfallstoffe aus dem Körper austreten.

Der Dickdarm ist ein großer weiter Abzugskanal, durch den die Abwässer des Systems frei fließen sollten. Die Natur will dieses Abwasser zügig entfernen, und der Mensch in seinem natürlichen Zustand, wie die Tiere, verzögert diesen notwendigen Ausstoß nicht lange. Aber der immer zivilisierter werdende Mensch findet das nicht so angenehm und verschiebt den Ruf der Natur so lange, bis die Natur es leid ist, seine Aufmerksamkeit auf diese Sache zu lenken. Sie geht ihren Weg und widmet sich den anderen zahlreichen Aufgaben.

Der Mensch unterstützt diesen anormalen, unnatürlichen Zustand der Dinge, indem er es unterlässt, genügend Wasser zu sich zu nehmen. Nicht nur dass er dem Dickdarm genügend Flüssigkeit zur ordnungsgemäßen Befeuchtung vorenthält, damit die Abfallstoffe auf ihrem Weg aus dem System aufgeweicht und gelockert werden können, nein – er hält seinen Körper so knapp mit Flüssigkeit, dass die Natur in ihrer Verzweiflung Wasser, das dem Dickdarm bereits zur Verfügung gestellt wurde, durch dessen Wände wieder zu ihrem Gebrauch zurückzieht. Bekommt sie kein frisches Quellwasser für ihre Arbeit, muss sie Kanalwasser verwenden. Stellen Sie sich das Ergebnis vor! Das Versagen des Menschen, den Abfallstoffen einen freien Durchgang durch den Dickdarm zu gewähren, endet in Verstopfung. Die Verstopfung ist die Ursache zahlloser Fälle schlechter Gesundheit, wenn deren wahre Ursache allgemein nicht darin vermutet wird. Viele Menschen, die jeden Tag Stuhlgang haben, sind in Wirklichkeit verstopft – obwohl sie es nicht wissen. Die Wände des Dickdarms sind mit zusammengepresster, belasteter Abfallmaterie verkrustet, von denen einige dort seit vielen Tagen lagern und nur eine kleine Öffnung in der Mitte der Masse erlaubt, dass das durchgehen kann, was absolut durch muss.

**Verstopfung bezeichnet einen Zustand, in dem der Dickdarm nicht vollständig sauber und nicht frei von belasteten Fäkalien ist.**

Ein mit altem Fäkalmaterial gefüllter, oder teilweise gefüllter, Dickdarm ist eine Giftquelle für das ganze System. Der Dickdarm hat Wände, die seinen Inhalt absorbieren. Die medizinische Praxis demonstriert, dass in den Dickdarm injizierte Nahrung wie auch auf die gleiche Weise zugeführte Medikamente schnell aufgenommen und ins Blut transportiert werden. Und wie bereits erwähnt, wird der flüssige Teil der Abfallstoffe durch das System absorbiert und dieses Kanalisationswasser wird zur Arbeit der Natur wieder herangezogen, weil es ihr an reineren Flüssigkeiten im System mangelt.

Es ist beinahe unglaublich, wie lange alte Fäkalien in einem verstopften Darm verbleiben. Es sind Fälle bekannt, in denen bei der Reinigung des Dickdarms in der Masse alter Fäkalien Kirschenkerne etc. gefunden wurden, die Monate zuvor gegessen worden sind! Abführmittel beseitigen diese alte Fäkalienmasse nicht. Sie lockert nur das auf, was sich im Magen und im Dünndarm befindet, und leiten dies durch die kleine Öffnung in der verhärteten Fäkalienmasse, mit der die Wände des so arg verstopften Dickdarms ausgekleidet sind. Bei einigen Menschen ist der Dickdarm mit verhärtetem Kot, so fest wie Braunkohle, so stark belastet, dass ihr Bauch geschwollen und hart ist. Dieser alte Müll wird manchmal so faul, dass er zum Brutplatz von Würmern und sogar von Maden wird und der Dickdarm mit deren Eiern gefüllt ist.

Die Abfallstoffe oder Fäkalien, die vom Dünndarm in den Dickdarm geleitet werden, bestehen aus einer pastösen Substanz. Wenn der Darm rein und sauber ist und seine Bewegungen natürlich sind, sollte sie vom System in einem etwas festeren Zustand und in heller Farbe ausgeschieden werden. Je länger die Fäkalien im Dickdarm verbleiben, desto härter und trockener werden sie, auch desto dunkler wird ihre Farbe. Wenn zu wenig Flüssigkeit aufgenommen und der Ruf der Natur bis zu einem günstigeren Zeitpunkt ignoriert und sodann vergessen wird, kommt es zu einem Verhärtungs- und Austrocknungsprozess. Wenn später der Stuhlgang auftritt, wird nur ein Anteil der Fäkalienmasse ausgeschieden und der Rest verbleibt, um den Dickdarm zu verstopfen. Am nächsten Tag kommt noch ein bisschen mehr hinzu und das geht so weiter, bis sich eine chronische Verstopfung mit all ihren begleitenden Übeln wie Verdauungsstörungen, Gallenkrankheit, Leber- und Nierenschwierigkeiten manifestiert hat. Tatsächlich werden alle diese Krankheiten gefördert und viele von ihnen direkt durch den schmutzigen Zustand des Dickdarms verursacht. Die Hälfte aller Fälle weiblicher Beschwerden wird durch diesen Zustand hervorgerufen oder verschlimmert.

Die Aufnahme von Fäkalien ins System durch das Blut erfolgt auf zwei Arten. Erstens durch das Verlangen des Körpers nach und die Notwendigkeit von Flüssigkeit und zweitens durch die verzweifelte Bemühung der Natur, die Abfallstoffe durch die Haut, über die Nieren und die Lungen auszuscheiden. Übelriechender Schweiß und fauler Atem werden oft von der Bemühung der Natur hervorgerufen, das loszuwerden, was durch den Dickdarm hätte ausgeschieden werden sollen. Die Natur erkennt die große Gefahr, die davon ausgeht, wenn diese verdorbenen Massen im System bleiben, und greift daher auf den verzweifelten Plan zurück, den Müll auf anderen Wegen auszuscheiden, selbst mit dem Risiko, Blut und Körper dabei halb zu vergiften.

Der beste Beweis für die Anzahl der körperlichen Beschwerden und Krankheiten, die von dem unnatürlichen Zustand des Dickdarms herrühren, ist die Tatsache, dass die Menschen beginnen, sich von diesen Beschwerden wieder zu erholen, wenn die Verbindung zu der Ursache getrennt bzw. die Ursache beseitigt wird. Neben der Tatsache, dass Krankheiten durch diesen Zustand des Dickdarms verursacht und begünstigt werden, gehört die Tatsache, dass man sich viel eher ansteckende Krankheiten wie Typhus etc. zuzieht, weil ein vernachlässigter Dickdarm eine gute Brutstätte für die Keime dieser Krankheiten bietet. Es wird angenommen, dass jeder, der seinen Dickdarm sauber und gesund hält, nur ein sehr geringes Risiko für Krankheiten dieser Art hat. Stellen Sie sich nur vor, was dabei herauskommt, wenn wir eine Sickergrube in uns herumtragen. Ist es da noch ein Wunder, dass durch schmutzige äußere Konditionen begünstigte Krankheiten durch ähnliche innere Bedingungen in unserem Körper gedeihen?

Nachdem Ich nun genug gesagt habe, um Ihre Aufmerksamkeit auf den Sitz vieler Probleme zu lenken (ich könnte Hunderte von Seiten mit noch stärkeren Bemerkungen über dieses Thema füllen), sind Sie nun vielleicht in der Lage zu fragen: »Nun, ich glaube, dass all das stimmt, und es erklärt mir viele Dinge, die mich beunruhigt haben, aber was muss ich tun, um diesen unangenehmen Zustand loszuwerden und in dieser Hinsicht eine normale Gesundheit wiederzuerlangen und zu erhalten?« Meine Antwort ist folgende: »Werden Sie zuerst die anormalen, schmutzigen Anhäufungen los und halten Sie sich dann brav sauber und gesund, indem Sie den Gesetzen der Natur folgen. Ich werde mich bemühen Ihnen zu zeigen, wie man beide Dinge erreicht.«

Wenn der Dickdarm nur leicht mit belasteten Fäkalien verstopft ist, kann man diese loswerden, indem man den Flüssigkeitshaushalt erhöht, sich regelmäßig bewegt und die Intelligenz der Bauchzellen einbezieht, was ich gleich noch beschreiben werde. Aber da mehr als die Hälfte der Menschen, die sich selbst und mir diese Frage stellen, einen Dickdarm haben, der mehr oder weniger mit alten, verhärteten, belasteten Fäkalienstoffen von beinahe grüner Färbung gefüllt ist, die dort seit Monaten oder noch länger lagern, muss ich ihnen ein radikaleres Heilmittel an die Hand geben. Da sie sich bei der Bewältigung dieser Probleme von der Natur entfernt haben, muss man der Natur etwas helfen, verlorene Bedingungen wiederherzustellen, damit sie danach einen sauberen Dickdarm zur Verfügung hat, mit dem sie arbeiten kann.

Machen wir zur Ideenfindung einen Abstecher ins Tierreich. Vor vielen Jahrhunderten bemerkten die Einwohner Indiens, dass bestimmte langschnäbelige Vögel aus der Ibis-Familie von Reisen ins Landesinnere in einem erbärmlichen Zustand zurückkehrten. Der Grund lag entweder darin, dass sie Beeren gegessen hatten, die verstopfend wirkten, oder dass es dort kein Wasser gab. Möglicherweise traf beides zu. Diese Vögel erreichten die Flüsse beinahe völlig erschöpft und waren vor Schwäche kaum noch in der Lage zu fliegen. Sie füllten Schnabel und Mund mit Wasser aus dem Fluss und spritzten dann, indem sie den Schnabel in das Rektum einführten, das Wasser in den Darm, was diesen in wenigen Augenblicken entlastete. Die Vögel wiederholten dies mehrere Male, bis die Eingeweide völlig entleert waren, und saßen dann einige Minuten herum und ruhten sich aus, bis ihre Vitalität wiederhergestellt war. Wenn sie anschließend befreit aus dem Fluss getrunken hatten, flogen sie stark und aktiv wie immer davon.

Die Stammesführer und Priester, die dieses Ereignis und die wunderbare Wirkung auf die Vögel bemerkten, begannen über diese Angelegenheit nachzudenken. Schließlich machte einer den Vorschlag, man solle das zum Vorteil einiger alter Männer versuchen, die aufgrund ihrer Inaktivität und ihrer sitzenden Gewohnheiten vom normalen Plan der Natur abgewichen waren und an Verstopfung litten. Es gelang ihnen, ein einfaches Gerät zu konstruieren, das einer

Spritze aus Schilfrohr ähnelte und eine Art Blasebalg am einen Ende hatte. Damit konnte das warme Flusswasser in die Eingeweide der alten Männer injiziert werden, die unter den Beschwerden litten. Die Ergebnisse waren hervorragend. Die alten Männer begannen aufzuleben. Sie nahmen sich jüngere Frauen und begannen, wieder am aktiven Arbeitsleben des Stammes teilzunehmen – sehr zum Erstaunen der jungen Männer, die die Veteranen bereits aus dem Wettbewerb ausgeschlossen hatten. Die alten Männer anderer Stämme hörten von diesem Ereignis und ließen sich auf den Schultern junger Männer herbeibringen. Man sagt, sie sollen ohne Hilfe nach Hause gelaufen sein. Den überlieferten Berichten nach müssen diese primitiven Injektionen von heldenhaftem Charakter gewesen sein. Man sprach von der Anwendung von »Gallonen an Wasser« (1 Gallone = 3,785 Liter) und bis zum Abschluss der Behandlung muss der Dickdarm der alten Stammesmänner völlig gereinigt worden und in einen Zustand gebracht worden sein, der dem System keine Gifte mehr abgeben würde. Ich gehe aber nicht so weit, mich für eine solche heroische Behandlung einzusetzen, denn wir sind keine Stammesmenschen.

Ein anormaler Zustand erfordert eine temporäre Unterstützung der Natur, um diese üble Ansammlung im Dickdarm loszuwerden. Die beste Art, dieses Problem ein für alle Mal zu lösen, besteht im Befolgen des Beispiels vom Ibis und den alten hinduistischen Stammesmännern, allerdings mithilfe perfektionierter Apparaturen der Neuzeit. Alles was man braucht, ist eine gewöhnliche billige Gummiballspritze. Wenn Sie einen Irrigator oder eine Klistierspritze haben, umso besser, aber eine billige birnenförmige Gummiballspritze wird es auch tun. Nehmen Sie warmes Wasser und injizieren Sie das Wasser mit der Klistierspritze in den Darm, halten Sie es für ein paar Minuten im Dickdarm und lassen Sie es anschließend das System verlassen. Die Nachtzeit ist die beste Zeit für diese Praxis. In der nächsten Nacht nehmen Sie einen Liter warmes Wasser und verfahren in derselben Weise. Dann lassen Sie die nächste Nacht aus und versuchen es in der darauffolgenden Nacht mit 1,5 Liter Wasser. Dann lassen Sie wiederum zwei Nächte verstreichen und versuchen es in der dritten Nacht mit 2 Liter Wasser. Sie werden sich allmählich daran gewöhnen, diese Wassermenge im Dickdarm zu halten. Die größeren Mengen werden das alte Material gut wegwaschen und die kleineren Einläufe spülen die losen Fragmente aus. Im Allgemeinen wird das verhärtete Material aufgeweicht und entfernt. Haben Sie keine Angst vor den 2 Litern Wasser, denn Ihr Dickdarm kann noch mehr halten. Manche Personen verwenden 4 Liter Wasser, aber ich betrachte das als etwas zu viel. Massieren Sie Ihren Bauch vor und nach dem Einlauf und praktizieren Sie anschließend die volle Yoga-Atmung. Das regt Sie an und gleicht allgemein die Durchblutung aus.

Das Ergebnis dieser Spülungen wird nicht gerade den ästhetischen Sinn der Menschen ansprechen, aber die Frage ist doch, den Schmutz ein und für alle Mal loszuwerden. Die durch diese anfänglichen Einläufe hervorgebrachten Inhalte des Dickdarms sind häufig sehr unangenehm und abstoßend. Aber es ist sicherlich viel besser, diesen Schmutz aus Ihrem System heraus zu haben als in ihm. Er ist nämlich in Ihnen genauso faulig wie beim Ausscheiden. Mir sind Fälle bekannt, bei denen große Klumpen Fäkalienmaterie, hart und grün wie korrodiertes Kupfer, ausgeschieden wurden und der Gestank, der dabei aufstieg, war der beste Beweis dafür, welcher Schaden dem System durch das Zurückhalten hätte entstehen können. Nein, das ist keine angenehme Lektüre, die jedoch notwendig ist, um Ihnen die Wichtigkeit dieser internen Reinigung bewusst zu machen. Sie werden feststellen, dass Sie in der Woche, in der Sie den Dickdarms reinigen, nur wenig oder keinen natürlichen Stuhlgang haben werden. Lassen Sie sich davon nicht beunruhigen. Das Wasser spült das weg, was sonst durch den Stuhlgang ausgeschieden worden wäre. In ein paar Tagen, nach Abschluss dieses Reinigungsprozesses, wird sich bei Ihnen wieder der normale und natürliche Stuhlgang einstellen.

Ich möchte Sie an dieser Stelle darauf aufmerksam machen, dass ich nicht den kontinuierlichen Gebrauch der Spülung befürworte. Ich betrachte sie nicht als eine natürliche Gewohnheit und sehe darin auch keine Notwendigkeit, da ich glaube, dass anhaltende natürliche Gewohnheiten dazu führen, dass jeder die normale Bewegung des Darms auch ohne die Anwendung externer Hilfe wiedererlangt. Ich befürworte die Spülung nur als eine vorbereitende Maßnahme, um frühere Ablagerungen zu beseitigen. Ich sehe jedoch auch keinen Nachteil darin, sie beispielsweise ein Mal im Monat, als Vorsichtsmaßnahme gegen das Wiederauftreten alter Zustände, einzusetzen. In Amerika gibt es verschiedene Lehren, die sich für den Gebrauch der Spülung als eine tägliche Pflicht einsetzen. Ich kann ihnen nicht zustimmen, denn unser Motto ist »Zurück zur Natur« und ich glaube nicht, dass die Natur den täglichen Gebrauch einer Spülung fordert.

**Die Yogis glauben, dass viel klares, frisches Wasser, eine regelmäßige Stuhlganggewohnheit und ein bisschen mit dem Gedärm zu »reden« ausreicht, um frei von Verstopfung zu bleiben.**

Nachdem Sie die Woche der Spülung mit der Klistierspritze hinter sich haben (oder auch schon davor), beginnen Sie mit der normalen Nutzung von Trinkwasser. Trinken Sie das Wasser, wie ich es im vorherigen Kapitel über dieses Thema erklärt habe. Wenn Sie die täglichen 2 Liter Flüssigkeit zu sich nehmen, werden Sie eine deutliche Verbesserung feststellen. Beginnen Sie dann jeden Tag zu einer festen Zeit zum Stuhlgang anzutreten, egal ob Sie eine Neigung dazu verspüren oder nicht. Mit der Zeit werden Sie diese Gewohnheit fest etablieren. Die Natur liebt Gewohnheiten. Andererseits mag es sein, dass Sie wirklich eine Ausscheidung brauchen und sich dessen nicht bewusst sind, weil Sie Ihre Nervenreize durch wiederholte Nichtbeachtung abgetötet haben. Dann werden Sie von vorne beginnen müssen.

Missachten Sie diese Hinweise nicht – sie sind einfach und wirksam.

Es wird hilfreich für Sie sein, beim Trinken eines Glases Wasser eine Autosuggestion zu nutzen. Sagen Sie sich: »Ich trinke dieses Wasser, um mein System mit Flüssigkeiten zu versorgen, die es braucht. Dadurch können meine Eingeweide freier und regelmäßiger arbeiten, so wie es die Natur vorgesehen hat. Es wird meinen Darm frei und regelmäßig bewegen, wie die Natur es vorgesehen hat.«

Halten Sie an der Vorstellung dessen fest, was Sie erreichen möchten. Damit werden Sie befähigt, schneller zu Ihren gewünschten Ergebnissen zu kommen.

Nun zu einer Idee, die Ihnen vielleicht absurd erscheint, es sei denn, Sie verstehen die dahinterliegende Philosophie. Ich werde Ihnen zuerst erklären, wie man es macht, und Ihnen in einem anderen Kapitel etwas zur Philosophie erzählen. Es geht darum, mit dem Darm zu »reden«. Klopfen Sie Ihren Bauch im Verlauf des Dickdarms sanft mit der Hand ab und sprechen Sie zum Dickdarm, ja, reden Sie mit ihm: »Hey, Dickdarm, ich habe Dir eine gute Reinigung verschafft und Dich frisch und sauber gemacht. Ich gebe Dir alle Flüssigkeiten, die Du brauchst, um deine Arbeit richtig zu erledigen. Ich bemühe mich auch, eine regelmäßige Gewohnheit zu kultivieren, damit Du die Chance hast, Deine Arbeit zu tun. So, und nun bist du dran. Mach deine Arbeit.« Tätscheln Sie die Region des Dickdarms einige Male und sagen Sie dabei: »Und jetzt mach Dich gefälligst an die Arbeit.« Sie werden feststellen, dass sich Ihr Dickdarm an die Arbeit macht. Das mag Ihnen wie ein Kinderspiel erscheinen. Sie werden den Sinn dahinter verstehen, wenn Sie das Kapitel über unwillkürliche Kontrolle lesen. Es ist bloß die einfache Weise, eine wissenschaftliche Tatsache auszuführen – eine einfache Art, eine mächtige Kraft mit ins Spiel zu bringen.

Falls Sie an Verstopfung gelitten haben – und wer hat das nicht? – werden Sie den obigen Rat wertvoll finden. Er wird die rosigen Wangen und die schöne Haut zurückbringen. Er wird die Blässe, diese pelzige Zunge, den schlechten Atem, die belastete Leber und den ganzen Rest jener Symptome verbannen, die durch einen verstopften Dickdarm entstehen – die aufgestaute Kanalisation, die den Körper vergiftet hat.

Wenn Sie diesen Plan ausprobieren, werden Sie beginnen, das Leben zu genießen und ein natürliches, sauberes, gesundes Wesen zu sein. Füllen Sie nun zum Schluss dieses Kapitels Ihr Glas mit perlendem, klarem, kühlem Wasser und stoßen Sie mit mir mit folgendem Trinkspruch an: »Auf die Gesundheit – auf viel davon!« Und während Sie das Wasser langsam trinken, sagen Sie sich: »Dieses Wasser soll mir Gesundheit und Kraft bringen – es ist das Stärkungsmittel der Natur.«

# ≈ 14 ≈
# Die yogische Atmung

Das Leben ist absolut abhängig vom Akt des Atmens. Atem ist Leben. So unterschiedlich sie in Bezug auf Details und Terminologie auch sein mögen, diesem Grundprinzip stimmen die westliche und östliche Wissenschaft gleichermaßen zu.

Zu atmen heißt zu leben, und ohne Atem gibt es kein Leben. Nicht nur die höheren Lebewesen sind auf den Atem für Leben und Gesundheit abhängig, auch die niederen tierischen Lebensformen müssen atmen, um zu leben, und auch das Leben der Pflanzen ist für die weitere Existenz auf Luft angewiesen.

Das Neugeborene atmet einen langen, tiefen Atemzug ein, hält ihn für einen Moment, um ihm seine lebensspendenden Eigenschaften zu entlocken und atmet ihn dann mit einem langen Klagelaut aus. Und siehe da, sein Leben auf Erden hat begonnen. Der alte Mensch schnappt schwach nach Luft, hört auf zu atmen und das Leben ist vorbei. Vom ersten schwachen Atmen des Neugeborenen bis zum letzten schwachen Luftschnappen des sterbenden Menschen, ist es eine lange Geschichte des kontinuierlichen Atmens. Leben ist nichts anderes als eine Reihe von Atemzügen.

Die Atmung kann als die wichtigste aller Körperfunktionen betrachtet werden. Tatsächlich hängen alle anderen Funktionen davon ab. Der Mensch kann einige Zeit ohne Essen auskommen, eine kürzere Zeit ohne Trinken, aber ohne Atem kann seine Existenz an ein paar Minuten gemessen werden. Der Mensch ist nicht nur sein Leben lang vom Atem abhängig, sondern seine Vitalität und Freiheit von Krankheit auch weitgehend von den richtigen Atemgewohnheiten. Eine intelligente Kontrolle unserer Atemkraft verlängert unsere Tage auf Erden, indem sie uns erhöhte Vitalität und Widerstandskraft verleiht. Auf der anderen Seite werden unkluges und unvorsichtiges Atmen unsere Tage tendenziell verkürzen, indem es unsere Vitalität verringert und uns für Krankheiten anfällig macht.

In seinem ursprünglichen Zustand hatte der Mensch keinen Bedarf an Ateminstruktionen. Wie Kinder und niedere Lebewesen atmete er natürlich und richtig, so wie es die Natur für ihn vorgesehen hat, aber die Zivilisation hat ihn in dieser und anderer Hinsicht verändert. Er hat sich unangemessene Methoden und Haltungen des Gehens, Stehens und

Sitzens angeeignet, die ihn seines Geburtsrechts des natürlichen und richtigen Atmens beraubt haben. Er hat für die Zivilisation einen hohen Preis bezahlt. Der »Wilde« atmet auch natürlich, es sei denn, er wurde durch die Gewohnheiten des »zivilisierten« Menschen verdorben.

Der Prozentsatz der zivilisierten Menschen, die richtig atmen, ist ziemlich gering und das Ergebnis zeigt sich in eingefallenen Brustkörben und gebeugten Schultern, aber ebenso im schrecklichen Anstieg der Erkrankungen der Atemwegsorgane, einschließlich jenes schrecklichen Monsters Tuberkulose, der »weißen Pest«. Berühmte Autoritäten haben festgestellt, dass eine Generation richtiger Atmer die Spezies Mensch regenerieren würde und Krankheiten so selten wären, dass sie als Kuriosität angesehen werden könnten. Ob aus westlicher oder östlicher Sicht betrachtet, der Zusammenhang zwischen richtigem Atmen und Gesundheit ist bereits leicht zu erkennen und zu erklären.

Die westlichen Lehren zeigen, dass die körperliche Gesundheit sehr stark von der richtigen Atmung abhängt. Die östlichen Lehrer geben nicht nur zu, dass ihre westlichen Brüder recht haben, sondern sagen, dass neben dem körperlichen Nutzen, der sich aus den richtigen Atemgewohnheiten ergibt, auch die mentale Kraft des Menschen, Glück, Selbstbeherrschung, Klarsicht, Moral und sogar spirituelles Wachstum durch ein Verständnis der »Wissenschaft des Atmens« gesteigert werden kann. Ganze Schulen der östlichen Philosophie gründen sich auf diese Wissenschaft. Wenn dieses Wissen durch den Westen aufgegriffen und in die Praxis umgesetzt wird, was gerade die Stärke des Westens ist, wird dieses Wissen auch hier Wunder bewirken. Die Theorie des Ostens, verbunden mit der Praxis des Westens, wird wertvolle Nachkommen hervorbringen.

Dieses Buch wird die »yogische Wissenschaft des Atems« aufgreifen, die nicht nur alles beinhaltet, was den westlichen Physiologen und Hygienikern bekannt ist, sondern auch die spirituelle Seite des Themas behandelt. Es weist nicht nur den Weg zur körperlichen Gesundheit nach dem Vorbild dessen, was westliche Wissenschaftler als »Tiefatmung« etc. bezeichnet haben, sondern geht auch auf weniger bekannte Stadien dieses Themas ein. Der Yogi macht Übungen, durch die er Kontrolle über seinen Körper erlangt. Dadurch ist er in der Lage, jedem Organ oder Körperteil einen erhöhten Fluss an Lebenskraft oder Prana zuzuführen und diesen Bereich zu beleben und zu stärken. Er weiß alles, was seine westlichen wissenschaftlichen Brüder über den körperlichen Effekt des richtigen Atmens wissen, aber er weiß auch, dass die Luft mehr als Sauerstoff, Stickstoff und Wasserstoff enthält und dass sich etwas mehr abspielt als die bloße Sauerstoffanreicherung des Blutes. Er weiß etwas über Prana, wovon sein westlicher Bruder nichts weiß, und er ist sich der Art und Weise des Umgangs mit diesem großen Energieprinzip und seiner Auswirkungen auf den menschlichen Körper und Geist voll bewusst. Der Yogi weiß, dass man sich durch rhythmisches Atmen in harmonische Schwingung mit der Natur versetzen kann und dass er damit der Entfaltung seiner latenten Kräfte helfen kann. Er weiß, dass er durch kontrollierte Atmung nicht nur Krankheiten in sich selbst und bei anderen heilen, sondern damit praktisch auch Angst, Sorge und niedere Emotionen beseitigen kann.

Bei der Betrachtung der Frage der Atmung müssen wir zunächst die mechanischen Voraussetzungen betrachten, durch die die Atembewegungen ausgeführt werden. Die Mechanik der Atmung manifestiert sich durch:

1. die elastischen Bewegungen der Lunge und
2. durch die Aktivitäten der Seiten und des Bodens der Brusthöhle, in der sich die Lunge befindet.

Der Thorax ist der Teil des Rumpfes zwischen Hals und Bauch, dessen Hohlraum, die sogenannte Brusthöhle, hauptsächlich von Lungen und Herz eingenommen wird. Er wird von der Wirbelsäule, den Rippen mit ihren Knorpeln, dem Brustbein und unten vom Zwerchfell begrenzt. Er wird allgemein als »Brust« bezeichnet. Dieser Bereich wurde mit einer vollständig geschlossenen konischen Kiste verglichen, deren schmaleres Ende oben ist. Die Rückseite der Kiste bildet die Wirbelsäule, die Vorderseite das Brustbein und die Seiten werden von den Rippen gebildet.

Es gibt 24 Rippen, zwölf an jeder Seite, die jeweils seitlich aus der Wirbelsäule hervortreten. Die oberen sieben Paare werten als »echte Rippen« bezeichnet, da sie fest mit dem Brustbein verbunden sind. Die unteren fünf Paare werden als »unechte« oder freie Rippen bezeichnet, da sie nicht die gleiche Stabilität haben. Die oberen zwei von ihnen sind durch Knorpel an die anderen Rippen befestigt, während die restlichen drei keine Knorpel haben, ihre vorderen Enden sind frei. Die Rippen werden bei der Atmung durch zwei oberflächliche Muskelschichten bewegt, die als interkostale Muskeln bekannt sind. Das Zwerchfell – die zuvor erwähnte muskulöse Trennwand – trennt den Brustkorb von der Bauchhöhle.

Beim Vorgang des Einatmens dehnen die Muskeln die Lungen so aus, dass ein Vakuum erzeugt wird und die Luft in Übereinstimmung mit den bekannten Vorgaben der Physik einströmt. Alles hängt von den beim Vorgang der Atmung beteiligten Muskeln ab, die wir der Bequemlichkeit halber als »Atemmuskeln« bezeichnen können. Ohne die Hilfe dieser Muskeln können sich die Lungen nicht ausdehnen.

Die Wissenschaft des Atems hängt weitgehend von der Kontrolle dieser Muskeln ab. Die richtige Kontrolle dieser Muskeln führt zu der Fähigkeit, den maximalen Grad der Expansion der Lungen zu erreichen und so den größten Teil der lebensspendenden Eigenschaften der Luft für das System sicherzustellen.

Die Yogis klassifizieren die Atmung in vier allgemeine Methoden:

1. Hohe Atmung
2. Mittlere Atmung
3. Niedere Atmung
4. Yoga-Vollatmung

Ich gebe Ihnen einen Überblick über die ersten drei Methoden und behandle die vierte Methode anschließend ausführlicher, da die Yoga-Wissenschaft des Atems hauptsächlich auf dieser Methode basiert.

## I. Hohe Atmung

Diese Form der Atmung ist der westlichen Welt als Schlüsselbein- oder Lungenspitzenatmung bekannt. Beim Atmen in dieser Weise werden die Rippen, das Brustbein und die Schultern angehoben, gleichzeitig wird der Bauch eingezogen. Der Bauchinhalt wird nach oben gegen das Zwerchfell gedrückt, das wiederum angehoben wird. Bei dieser Atmung wird der obere Teil des Brustkorbs und der Lungen – und damit der kleinste Teil – genutzt. Folglich gelangt nur eine minimale Luftmenge in die Lunge. Darüber hinaus kann bei angehobenem Zwerchfell keine Ausdehnung in diese Richtung stattfinden. Jeder Schüler wird durch das Studium der Anatomie der Brust überzeugt sein, dass auf diese Weise bei einer maximalen Anstrengung nur ein minimaler Nutzen erzielt wird.

Die hohe Atmung ist wahrscheinlich die schlechteste Form des Atmens, die der Mensch kennt, denn sie erfordert den größten Energieaufwand bei geringstem Nutzen. Diese Atmung ist energieverschwendend und verlustreich. Dennoch ist sie in der westlichen Bevölkerung weit verbreitet. Viele Erkrankungen der Stimm- und Atmungsorgane können direkt auf diese barbarische Methode der Atmung zurückgeführt werden. Die durch diese Methode verursachte Anstrengung der empfindlichen Organe führt oft zu harten, unangenehmen Stimmen, die man allerorts hören kann. Viele Menschen, die in dieser Weise atmen, werden süchtig nach dieser ekelhaften Praxis der Mundatmung, die in einem folgenden Kapitel beschrieben wird.

Falls der Schüler noch irgendwelche Zweifel an dem hat, was über die gerade besprochene Form der Atmung gesagt wurde, lassen Sie ihn folgendes Experiment machen: Lassen Sie ihn alle Luft aus den Lungen blasen, aufrecht stehend, die Hände an der Seite. Lassen Sie ihn jetzt die Schultern und das Brustbein heben und einatmen. Er wird feststellen, dass die eingeatmete Luftmenge weit unter der normalen Menge liegt. Lassen Sie ihn anschließend, nachdem er die Schultern und das Schlüsselbein hat sinken lassen, voll einatmen. So erhält er eine objektive Lektion der Atmung, die ihm viel länger im Gedächtnis bleiben wird als alle gedruckten oder gesprochenen Worte.

## 2. Mittlere Atmung

Diese Methode der Atmung ist den westlichen Schülern als Rippen- oder Brustatmung bzw. als interkostale Atmung bekannt. Man kann gegen sie weniger Einwände erheben als gegen die hohe Atmung, trotzdem ist sie wesentlich schlechter als die niedere Atmung oder die yogische Vollatmung. Bei der mittleren Atmung wird das Zwerchfell nach oben gedrückt und der Bauch eingezogen. Die Rippen werden etwas angehoben und die Brust ist teilweise gedehnt. Diese Atmung ist unter Menschen verbreitet, die dieses Thema nicht studiert haben. Da es zwei bessere Methoden gibt, widme ich dieser Form nur eine kurze Notiz, vor allem um Ihre Aufmerksamkeit auf ihre Defizite zu lenken.

## 3. Niedere Atmung

Diese Form der Atmung ist viel besser als die zwei vorangegangenen. Bereits viele westliche Autoren haben die Vorzüge dieser Atmungsform unter dem Namen »Bauchatmung«, »Tiefatmung«, »Zwerchfellatmung« etc. gepriesen, wodurch viel Gutes getan wurde, weil so die Aufmerksamkeit der Öffentlichkeit auf dieses Thema gelenkt wurde und viele Praktizierende dazu gebracht wurden, die vorher angeführten schädlichen und minderwertigen Methoden durch sie zu ersetzen.

Obwohl viele westliche Autoritäten von dieser Methode als der bekanntesten Form der Atmung schreiben und sprechen, wissen die Yogis, dass sie nur ein Teil eines Systems ist, das sie schon seit Jahrhunderten anwenden und das sie als »vollständigen Atem« oder »Vollatmung« kennen. Es muss jedoch zugegeben werden, dass man zuerst mit den Prinzipien der niederen Atmung bekannt sein muss, bevor man die Idee der Vollatmung verstehen kann.

Betrachten wir noch einmal das Zwerchfell. Was ist es? Wir haben gesehen, dass es der große Trennwandmuskel ist, der die Brust und ihren Inhalt vom Bauch und seinem Inhalt trennt. Im Ruhezustand präsentiert das Zwerchfell dem Bauch eine konkave Oberfläche, d. h., das Zwerchfell vom Bauch aus gesehen erschiene wie der Himmel von der Erde aus gesehen – wie das Innere einer gebogenen Oberfläche. Folglich ist das Zwerchfell von den Brustorganen aus gesehen wie eine hervorstehende gerundete Oberfläche – wie ein Hügel. Wenn das Zwerchfell nun in Bewegung kommt, senkt sich die Hügelformation und das Zwerchfell drückt auf die Bauchorgane und den Bauch nach außen.

Bei der niederen Atmung wird den Lungen ein freieres Spiel als bei den anderen Methoden gegeben, sodass mehr Luft eingeatmet wird. Diese Tatsache hat die Mehrzahl der westlichen Autoren dazu veranlasst, von der niederen Atmung, die sie Bauchatmung nennen, als der höchsten und besten der Wissenschaft bekannten Methode zu sprechen und zu schreiben. Aber der östliche Yogi kennt schon seit Langem eine bessere Methode. Einige westliche Autoren haben die Tatsache ebenfalls erkannt. Bei allen Atmungsmethoden, außer der yogischen Vollatmung, besteht das Problem darin, dass die Lungen bei keiner dieser Methoden mit Luft gefüllt werden. Im besten Falle wird ein Teil des Lungenraums mit Luft gefüllt, sogar bei der niederen Atmung. Die hohe Atmung füllt nur den oberen Teil der Lunge, die mittlere Atmung nur den mittleren Teil und ein wenig von den oberen Teilen. Die niedere Atmung füllt nur den unteren und mittleren Teil. Es ist offensichtlich, dass jede Methode, die den gesamten Lungenraum füllt, weitaus besser sein muss als alle anderen Methoden, die nur Teile füllen.

Jede Methode, mit der der ganze Lungenraum gefüllt werden kann, muss für den Menschen von größtem Wert sein, denn sie ermöglicht es ihm, die größte Menge Sauerstoff aufzunehmen und am meisten Prana zu speichern. Die Vollatmung ist den Yogis als die beste Methode der Atmung bekannt, die die Wissenschaft kennt.

## 4. Die yogische Vollatmung

Die yogische Vollatmung beinhaltet alle guten Effekte der hohen, mittleren und niederen Atmung, wobei die bemängelten Besonderheiten jeder dieser Atmungsarten entfallen. Die yogische Vollatmung bringt den ganzen Atemapparat, jeden Bereich der Lungen, jedes Lungenbläschen, jeden Atemmuskel ins Spiel. Der ganze Atmungsorganismus antwortet auf diese Atemmethode und durch den minimalen Energieaufwand ergibt sich der maximale Nutzen. Die Brusthöhle wird in alle Richtungen bis zu ihren natürlichen Grenzen ausgedehnt und jeder Teil der Maschinerie führt seine natürlichen Arbeiten und Funktionen aus.

Eines der wichtigsten Merkmale dieser Atemmethode ist die Tatsache, dass die Atemmuskulatur vollständig beansprucht wird, während bei den anderen Atemformen nur ein Teil dieser Muskeln genutzt wird. In der Vollatmung werden unter anderem die die Rippen steuernden Muskeln aktiv genutzt, was den Raum vergrößert, in den sich die Lungen ausdehnen können. Zudem gewährleistet sie die richtige Unterstützung der Organe, falls notwendig. Bei diesem Prozess nutzt die Natur die Perfektion des Prinzips der Hebelwirkung. Bestimmte Muskeln halten die unteren Rippen fest in ihrer Lage, während andere Muskeln sie nach außen beugen. Außerdem ist bei dieser Methode das Zwerchfell unter perfekter Kontrolle und in der Lage, seine Funktionen ordnungsgemäß und so auszuführen, dass der maximale Grad der Leistung erzielt wird.

Bei der zuvor bereits erwähnten Rippenaktion werden die unteren Rippen durch das Zwerchfell gesteuert, das sie leicht nach unten zieht, während andere Muskeln sie an Ort und Stelle halten. Die Interkostalmuskulatur drückt sie nach außen, was in dieser kombinierten Aktion dazu führt, dass die mittlere Brusthöhle bis zu ihrem Maximum ausgedehnt wird. Zusätzlich zu diesen Muskelbewegungen, werden die oberen Rippen von den Interkostalmuskeln angehoben und nach außen gedrückt, was die Kapazität der oberen Brust auf ihren vollen Umfang erhöht.

Wenn Sie die Besonderheiten der vier angegebenen Atemmethoden studiert haben, werden Sie sofort erkennen, dass die Vollatmung alle vorteilhaften Besonderheiten der anderen drei Methoden umfasst, plus die wechselseitigen Vorteile, die sich aus der kombinierten Aktion der oberen Brust, Brustmitte und der Zwerchfellregion und dem damit erhaltenen normalen Rhythmus ergeben.

Die yogische Vollatmung ist die grundlegende Atmung in der gesamten yogischen Atemwissenschaft. Der Schüler muss sich mit ihr vollständig vertraut machen und sie perfekt beherrschen, bevor er hoffen kann, aus den anderen erwähnten Atmungsformen Ergebnisse zu erzielen. Er sollte sich nicht damit zufriedengeben, sie nur halb zu lernen, sondern mit Ernst an die Arbeit gehen, bis sie zu seiner eigenen natürlichen Atemmethode wird. Das erfordert Arbeit, Zeit und Geduld, aber ohne diese Dinge wird nichts erreicht. Es gibt keinen königlichen Weg zur Wissenschaft des Atems und der Schüler muss bereit sein, ernsthaft zu üben und zu lernen, wenn er Ergebnisse erwartet. Die Ergebnisse einer vollständigen Beherrschung der Wissenschaft des Atems sind großartig, und niemand, der sie erreicht hat, würde freiwillig zu den alten Methoden zurückkehren. Er wird seinen Freunden erzählen, dass er über die Maßen für seine Arbeit belohnt worden ist. Diese Dinge sage ich an dieser Stelle, damit Sie die Notwendigkeit und Wichtigkeit der Beherrschung dieser fundamentalen Methode der yogischen Atmung verstehen, anstatt darüber hinwegzugehen und einige der später in diesem Buch vorgestellten attraktiv erscheinenden Varianten auszuprobieren.

Ich möchte es wiederholen: Beginnen Sie richtig und die richtigen Resultate werden folgen. Aber vernachlässigen Sie das Fundament, wird Ihr ganzes Gebäude früher oder später umkippen.

Der bessere Weg, Ihnen beizubringen, wie Sie die yogische Vollatmung erlernen, ist vermutlich, Ihnen einfache Anweisungen zum Atem selbst zu geben, denen anschließend diesbezügliche allgemeine Hinweise folgen. Später könnte ich Ihnen Übungen zur Entwicklung von Brust, Muskeln und Lungen geben, die durch unvollkommene Atemmethoden bisher in einem unentwickelten Zustand bleiben durften. Gerade an dieser Stelle möchte ich Ihnen sagen, dass diese Vollatmung keine erzwungene oder anormale Sache ist. Im Gegenteil, sie ist eine Rückkehr zu den Grundprinzipien, eine Rückkehr zur Natur. Der gesunde erwachsene Mensch eines Naturvolks und das gesunde Neugeborene der Zivilisation atmen beide auf diese Weise, aber der zivilisierte Mensch hat unnatürliche Lebensweisen, Kleidung etc. angenommen und sein angeborenes Geburtsrecht verloren. Und ich möchte Sie darauf hinweisen, dass die Vollatmung nicht notwendigerweise die völlige Füllung der Lungen bei jedem Atemzug verlangt. Bei Verwendung der Vollatmung kann man eine durchschnittliche Luftmenge einatmen und die eingeatmete Luft, sei es eine große oder kleinere Menge, auf alle Teile der Lunge verteilen. Man sollte jedoch mehrmals täglich, wann immer sich die Gelegenheit bietet, eine Zeit lang Vollatmung durchführen, um das System in gutem Zustand zu halten.

Die folgende einfache Übung gibt Ihnen eine klare Vorstellung davon, was die Vollatmung ist:

1. Stehen oder sitzen Sie aufrecht. Atmen Sie ohne Unterbrechung durch die Nase ein. Füllen Sie zuerst den unteren Teil der Lungen, indem Sie das Zwerchfell mit ins Spiel bringen. Beim Absenken übt es einen sanften Druck auf die Bauchorgane aus und drückt die vordere Bauchwand nach außen. Füllen Sie dann den mittleren Teil der Lunge, indem Sie die unteren Rippen, das Brustbein und die Brust herausdrücken. Dann füllen Sie den oberen Teil der Lunge, der über die obere Brust ragt. Dadurch heben Sie die Brust einschließlich der oberen sechs oder sieben Rippenpaare an. In der letzten Bewegung wird der untere Teil des Bauches leicht eingezogen, was der Lunge eine Stütze gibt und zudem hilft, die obersten Teile der Lunge zu füllen.

   Beim ersten Lesen mag es den Anschein haben, als würde dieser Atemzug aus drei verschiedenen Bewegungen bestehen. Dies ist jedoch nicht die richtige Vorstellung. Das Einatmen geschieht kontinuierlich – vom gesenkten Zwerchfell bis zum höchsten Punkt der Brust im Bereich des Schlüsselbeins wird die ganze Brusthöhle mit einer einheitlichen Bewegung erweitert. Vermeiden Sie eine stoßweise Atmung und streben Sie eine gleichmäßige, ruhige Atemweise an. Das Üben wird bald die Tendenz besiegen, die Einatmung in drei Bewegungen aufzuteilen, und zu einem einheitlichen, ungeteilten Atem führen. Mit ein bisschen Übung wird es Ihnen gelingen, diese Einatmung in ein paar Sekunden abzuschließen.

2. Halten Sie den Atem einige Sekunden an.

3. Atmen Sie ganz langsam aus, halten Sie die Brust in einer festen Position, ziehen Sie den Bauch ein wenig ein und heben Sie ihn ein wenig an, wenn die Luft aus den Lungen strömt. Wenn die Luft vollständig ausgeatmet ist, entspannen Sie die Brust und den Bauch. Mit ein wenig Übung wird dieser Teil der Übung leicht gelingen und die einmal erlernte Bewegung wird anschließend fast automatisch ausgeführt.

Man wird feststellen, dass bei dieser Atmungsmethode alle Teile des Atemapparats zum Einsatz kommen und alle Teile der Lunge, einschließlich der am weitesten entfernten Luftzellen, trainiert werden. Die Brusthöhle wird in alle Richtungen ausgedehnt. Sie werden auch feststellen, dass die Vollatmung wirklich eine Kombination der hohen, mittleren und niederen Atmung ist, die in der erwähnten Reihenfolge schnell aufeinanderfolgen, sodass sie einen einheitlichen, vollständigen, kontinuierlichen Atemzug bilden.

Es wird Ihnen eine große Hilfe sein, wenn Sie diese Atmung vor einem großen Spiegel üben und dabei die Hände leicht auf den Bauch legen, damit Sie die Bewegungen spüren. Am Ende der Einatmung ist es mitunter gut, die Schultern leicht anzuheben, damit das Schlüsselbein angehoben wird und die Luft ohne Hindernisse in den kleineren oberen Lappen der rechten Lunge fließen kann, wo manchmal der Brutplatz der Tuberkulose ist.

Anfangs werden Sie vielleicht mehr oder weniger Schwierigkeiten haben, die Vollatmung zu erlangen, aber ein wenig Übung wird Sie zum Erfolg bringen. Wenn Sie sich die Vollatmung einmal angewöhnt haben, werden Sie niemals freiwillig zu den alten Methoden zurückkehren.

# ≈ 15 ≈
# Die Wirkung der richtigen Atmung

Von den Vorteilen der Praxis der Vollatmung kann kaum genug gesprochen werden, wobei man denjenigen, der die vorangegangenen Seiten sorgfältig gelesen hat, auf diese Vorteile vermutlich kaum noch hinweisen muss. Das Üben der Vollatmung macht jeden Mann oder jede Frau resistent gegen Tuberkulose und andere Lungenbeschwerden und eliminiert die Gefahr der Anfälligkeit für Erkältungen, Bronchialprobleme oder andere Schwächen. Tuberkulose ist hauptsächlich auf eine verminderte Vitalität zurückzuführen und diese tritt auf, wenn eine unzureichende Menge Luft eingeatmet wird. Die Beeinträchtigung der Vitalität macht das System offen für Angriffe von Krankheitskeimen. Unvollkommene Atmung bewirkt, dass ein beträchtlicher Teil der Lunge inaktiv bleibt, und solche Abschnitte bieten ein einladendes Feld für Bazillen, die in das geschwächte Gewebe eindringen und mitunter verheerende Folgen nach sich ziehen. Gutes, gesundes Lungengewebe widersteht den Krankheitserregern, und der einzige Weg dorthin ist die richtige Nutzung der Lunge.

Schwindsüchtige sind beinahe alle schmalbrüstig. Was bedeutet das? Ganz einfach, dass diese Menschen abhängig von ungeeigneten Atemgewohnheiten geworden sind. Folglich konnte sich ihr Brustkorb nicht richtig entwickeln und ausdehnen. Der Mensch, der die Vollatmung praktiziert, wird eine volle, breite Brust bekommen, und auch schmalbrüstige Menschen können ihre Brust zu normalen Proportionen entwickeln, wenn sie diese Art der Atmung annehmen.

Wer sein Leben schätzt, muss seine Brusthöhle entwickeln. Wenn man das Gefühl hat, vermehrt Erkältungsviren ausgesetzt zu sein, kann man Erkältungen meist durch ein wenig energisches Üben der Vollatmung verhindern. Sollten Sie sich verkühlt haben, atmen Sie ein paar Minuten lang kräftig durch. Sie werden ein Glühen am ganzen Körper fühlen. Die meisten Erkältungen können durch die Vollatmung und durch eintägiges Teilfasten geheilt werden.

Die Qualität des Blutes hängt maßgeblich von der richtigen Sauerstoffanreicherung in den Lungen ab und wenn es mit zu wenig Sauerstoff versorgt wird, wird es qualitativ minderwertig und mit allerlei Unreinheiten beladen. Dadurch leidet das System an Nährstoffmangel und wird oftmals sogar durch die nicht eliminierten Abfallprodukte vergiftet. Da der ganze Körper, jedes Organ und jeder Teil davon, von der Ernährung durch das Blut abhängig ist, muss unreines Blut einen ernsthaften Effekt auf das ganze System haben. Das Heilmittel ist einfach – üben Sie die yogische Vollatmung!

Auch der Magen und andere Ernährungsorgane leiden schwer unter unsachgemäßer Atmung. Sie werden nicht nur selbst aufgrund eines Sauerstoffmangels mangelhaft ernährt, auch die Verdauungsprozesse leiden und damit die Nährstoffversorgung des Körpers, da die Nahrung auch Sauerstoff aus dem Blut aufnehmen und damit angereichert werden muss, bevor sie verdaut und assimiliert werden kann. Hier wird deutlich, wie Verdauung und Nährstoffaufnahme durch falsches Atmen aus dem Gleichgewicht gebracht werden können. Immer wenn die Nährstoffaufnahme nicht normal ist, erhält das System weniger und weniger Nahrung, der Appetit verschwindet, die Köperkraft nimmt ab, die Energie verringert sich und der Mensch verkümmert und verfällt. All das aus Mangel an richtiger Atmung!

Sogar das Nervensystem leidet unter unsachgemäßer Atmung, da das Gehirn, das Rückenmark, die Nervenzentren und die Nerven selbst – wenn sie durch das Blut unzureichend ernährt werden – zu schwachen und wirkungslosen Instrumenten zur Erzeugung, Speicherung und Übertragung der Nervenströme werden. Mangelhaft ernährt werden sie, wenn durch die Lunge nicht ausreichend Sauerstoff aufgenommen wird. Es gibt aber noch einen anderen Aspekt, warum die Nervenströme selbst – oder vielmehr die Kraft, aus der die Nervenströme entspringen – aus Atemmangel geschwächt werden, aber das gehört in einen anderen Bereich des Themas und wird in einem anderen Kapitel behandelt. An dieser Stelle ist es mein Ziel, Ihre Aufmerksamkeit auf die Tatsache zu lenken, dass der Mechanismus des Nervensystems zur Übertragung von Nervenimpulsen als indirekte Folge eines Atemmangels ineffizient gemacht wird.

In der Praxis der Vollatmung, konkreter beim Einatmen, zieht sich das Zwerchfell zusammen und übt einen leichten Druck auf die Leber, den Magen und andere Organe aus. In Verbindung mit dem Rhythmus der Lunge bewirkt das eine sanfte Massage dieser Organe, stimuliert ihre Aktivität und fördert ihre normalen Funktionen. Jede Einatmung hilft bei diesem internen Training und trägt dazu bei, eine normale Durchblutung der Organe für Ernährung und Abfallbeseitigung zu gewährleisten. Bei der hohen oder mittleren Atmung verlieren die Organe den Vorteil dieser internen Massage.

In der letzten Zeit schenkt die westliche Welt der Körperkultur viel Aufmerksamkeit, was eine gute Sache ist. In ihrer Begeisterung dürfen Sie aber nicht vergessen, dass das Training der externen Muskeln nicht alles ist. Die internen Organe brauchen auch ein Training und der Plan der Natur dafür ist die richtige Atmung. Das Zwerchfell ist das wichtigste Instrument der Natur für dieses innere Training. Seine Bewegung lässt die wichtigen Organe der Nahrungsaufnahme und der Ausscheidung vibrieren. Bei jeder

Einatmung und Ausatmung werden sie geknetet und massiert. Blut wird in sie hineingedrückt und wieder herausgepresst, was den Organen generell einen guten Tonus verleiht. Jedes Organ oder jeder Körperteil, der nicht in Übung gehalten wird, verkümmert langsam und weigert sich, ordnungsgemäß zu funktionieren. Ein Mangel an internem Training, das durch die Zwerchfelltätigkeit geleistet wird, führt zu erkrankten Organen. Die Vollatmung gibt dem Zwerchfell die richtige Bewegung und trainiert den mittleren und oberen Brustkorb. Sie ist in der Tat »vollständig« in ihrem Wirken.

Allein aus der Sicht der westlichen Physiologie, ohne Bezugnahme auf die östlichen Philosophien und Wissenschaften, ist dieses yogische System der Vollatmung für jeden Menschen von entscheidender Bedeutung. Es ist lebenswichtig für jeden Mann, jede Frau und jedes Kind – für jeden, der Gesundheit erlangen und bewahren will. Seine schlichte Einfachheit hält Tausende davon ab, es ernsthaft in Betracht zu ziehen. Lieber geben sie bei der Suche nach Gesundheit ein Vermögen für komplizierte und teure »Systeme« aus. Die Gesundheit klopft an ihre Tür und sie antworten nicht. Wahrlich, der Stein, den die Baumeister ablehnen, ist der eigentliche Eckstein des Tempels der Gesundheit.

# ≈ 16 ≈

# Atemübungen

In diesem Kapitel liste ich drei Atemformen auf, die unter den Yogis recht populär sind. Die erste Form ist die bekannte yogische Reinigungsatmung, der ein wesentlicher Teil der den Yogis zugeschriebenen großen Lungenausdauer zugeschrieben wird. Normalerweise beenden die Yogis eine Atemübungsserie mit dieser Reinigungsatmung, weshalb auch ich diesen Plan in diesem Buch folge. Ich stelle zudem die yogische Nervenvitalisierungsübung vor, die seit Jahrhunderten unter den Yogis weitergegeben wird. Sie konnte durch westliche Lehrer der Körperkultur nicht verbessert werden, obwohl einige von ihnen sie sich von Yogalehrern »ausgeliehen« haben. Dann erläutere ich die yogische Vokalatmung, der die erfahrenen östlichen Yogis ihre wohlklingende, lebendige Stimme verdanken.

Ich bin der Meinung, dass dieses Buch, selbst wenn es nichts weiter als diese drei Übungen beinhalteten würde, für den westlichen Schüler von unschätzbarem Wert wäre. Nehmen Sie diese Übungen als ein Geschenk von Ihren östlichen Brüdern und setzen Sie sie in die Praxis um.

# DIE YOGISCHE REINIGUNGSATMUNG

Die Yogis haben eine bevorzugte Form der Atmung, die sie praktizieren, wenn sie glauben, dass es notwendig wäre, die Lungen zu reinigen und auszulüften. Sie beenden viele ihrer anderen Atemübungen mit dieser Atmung. Dieser Praxis folgen wir in diesem Buch. Diese Reinigungsatmung lüftet und reinigt die Lungen, stimuliert die Zellen, gibt den Atmungsorganen einen guten Tonus und fördert ihren allgemeinen Gesundheitszustand. Neben diesem Effekt ist die Reinigungsatmung eine große Erfrischung für das ganze System. Redner, Sänger etc. werden diese Atmung besonders erholsam finden, nachdem sie ihren Atmungsorganismus ermüdet haben.

1. Atmen Sie voll ein.
2. Halten Sie die Luft einige Sekunden an.
3. Schürzen Sie die Lippen wie beim Pfeifen (ohne dabei die Wangen aufzublasen) und atmen Sie dann energisch ein wenig Luft durch diese Öffnung aus. Dann halten Sie einen Moment inne, halten die Luft zurück und lassen dann wieder etwas mehr Luft ausströmen. Wiederholen Sie das so lange, bis die ganze Luft ausgeatmet ist. Denken Sie daran, dass durch die kleine Mundöffnung die Luft mit beträchtlicher Kraft ausgeatmet werden muss.

Wenn man müde oder allgemein erschöpft ist, wird diese Atmung als sehr erfrischend empfunden. Es auszuprobieren wird den Schüler von ihren Vorzügen überzeugen. Diese Übung sollte so lange geübt werden, bis sie natürlich und einfach ausführt werden kann. Da sie zum Abschluss einer Reihe anderer Übungen in diesem Buch verwendet wird, sollte sie genau verstanden werden.

# DIE YOGISCHE NERVENVITALISIERUNGSATMUNG

Dies ist eine den Yogis wohlbekannte Übung. Sie betrachten sie als eine der stärksten Nervenstimulanzien und Kräftigungsmittel, die den Menschen bekannt ist. Ihr Zweck ist es, das Nervensystem zu stimulieren und Nervenkraft, Energie und Vitalität zu entwickeln.

Diese Übung übt einen stimulierenden Druck auf wichtige Nervenzentren aus, die wiederum das ganze Nervensystem stimulieren und energetisieren und einen gesteigerten Strom an Nervenkraft zu allen Teilen des Körpers senden.

1. Stehen Sie aufrecht.

2. Atmen Sie voll ein und halten Sie den Atem an.

3. Strecken Sie die Arme gerade vor sich aus. Lassen Sie sie dabei etwas weich und entspannt und benutzen Sie nur so viel Nervenkraft, um sie oben zu halten.

4. Ziehen Sie die Hände langsam zu den Schultern zurück, spannen Sie allmählich die Muskeln an und bringen Sie Kraft in sie hinein, sodass sie, wenn die Fäuste die Schultern erreichen, so fest geballt sind, dass eine zitternde Bewegung zu spüren ist.

5. Halten Sie die Muskeln weiter angespannt, stoßen Sie die Fäuste langsam nach vorn und ziehen Sie sie dann schnell, aber immer noch angespannt, zurück. Machen Sie das mehrere Male.

6. Atmen Sie kräftig durch den Mund aus.

7. Führen Sie die Reinigungsatmung durch.

Die Wirksamkeit dieser Übung hängt stark von der Geschwindigkeit des Zurückziehens der Fäuste, aber auch von der Anspannung der Muskeln und natürlich von der vollen Lunge ab. Um diese Übung schätzen zu können, muss sie ausprobiert werden. Sie ist als »Stärkungsmittel« ohne Gleichen.

## DER YOGISCHE VOKALATEM

Die Yogis haben eine Atmungsform, um ihre Stimme zu entwickeln. Yogis zeichnen sich durch ihre wundervollen Stimmen aus, die stark, sanft und rein sind und eine wunderbare trompetenartige Tragkraft haben. Um ihre Stimmen weich, schön und flexibel zu machen und ihr diese unbeschreibliche, besondere fließende Qualität, kombiniert mit großer Kraft, zu verleihen, praktizieren sie diese Übung. Die untenstehende Übung wird dem Übenden mit der Zeit die beschriebenen Qualitäten verleihen und demjenigen, der sie gewissenhaft übt, eine Yogistimme. Es ist natürlich zu beachten, dass diese Form der Atmung nur als gelegentliche Übung und nicht als eine regelmäßige Form der Atmung angewandt werden sollte.

1. Atmen Sie einen vollständigen Atemzug sehr langsam, aber gleichmäßig durch die Nase ein. Lassen Sie sich beim Einatmen so viel Zeit wie möglich.

2. Halten Sie dem Atem für einige Sekunden an.

3. Stoßen Sie die Luft energisch in einem großen Atemzug durch den weit geöffneten Mund aus.

4. Beruhigen Sie die Lunge mit der Reinigungsatmung.

Ohne tiefer in die yogischen Theorien der Klangerzeugung beim Sprechen und Singen einzutauchen, möchten ich erwähnen, dass die Erfahrung die Yogis gelehrt hat, dass

Klangfarbe, Qualität und Kraft einer Stimme nicht nur von den Stimmorganen im Hals abhängig sind, sondern dass auch die Gesichtsmuskeln etc. viel mit der Materie zu tun haben. Manche Menschen mit großem Brustkorb produzieren nur einen schwachen Ton, während andere mit vergleichsweise schmaler Brust Töne von verblüffender Stärke und Qualität hervorbringen.

Ein interessantes Experiment, das es wert ist, ausprobiert zu werden, ist folgendes: Stellen Sie sich vor einen Spiegel, schürzen Sie Ihre Lippen und pfeifen Sie. Beobachten Sie dabei den Umriss Ihres Munds und den generellen Ausdruck Ihres Gesichts. Dann singen oder sprechen Sie, wie Sie es sonst auch immer tun, und beachten Sie den Unterschied. Pfeifen Sie anschließend wieder für ein paar Sekunden und dann, ohne die Lage Ihrer Lippen oder des Gesichts zu verändern, singen Sie in paar Töne und achten Sie darauf, was für ein lebendiger, resonanter, klarer und schöner Ton erzeugt wird.

Nachfolgend sind die sieben beliebtesten Übungen der Yogis zur Entwicklung von Lunge, Muskeln, Bändern, Luftzellen etc. aufgeführt. Sie sind ganz einfach, aber wunderbar effektiv. Lassen Sie sich nicht von der Einfachheit dieser Übungen das Interesse nehmen, denn sie sind das Ergebnis sorgfältiger Experimente und die Essenz von zahllosen verzwickten und komplizierten Übungen der Yogis, bei denen die unwichtigen Teile entfernt und die wesentlichen Merkmale behalten wurden.

## 1. DER ANGEHALTENE ATEM

Dies ist eine sehr wichtige Übung, die auf die Entwicklung und Stärkung der Atemmuskeln sowie der Lunge abzielt und deren häufige Ausführung auch zur Dehnung der Brust führt. Die Yogis haben festgestellt, dass ein gelegentliches Anhalten des Atems, nachdem die Lungen mit der Vollatmung gefüllt wurden, sehr vorteilhaft ist. Dies gilt nicht nur für die Atemorgane, sondern auch für die Ernährungsorgane, das Nervensystem und das Blut. Sie haben darüber hinaus festgestellt, dass ein gelegentliches Anhalten des Atems dazu führt, die in der Lunge verbliebene Luft von vorherigen Atemzügen zu reinigen und das Blut besser mit Sauerstoff anzureichern.

Die Yogis wissen, dass der Atem, der auf diese Weise angehalten wird, alle Abfallstoffe sammelt. Wenn er wieder ausgestoßen wird, führt er auch die verbrauchte Materie mit sich und reinigt die Lungen – genau wie ein Abführmittel den Darm.

Die Yogis empfehlen diese Übung für verschiedene Arten von Störungen des Magens, der Leber und des Blutes und stellen zudem fest, das sie häufig Mundgeruch lindert, der aus schlecht gelüfteten Lungen aufsteigt. Ich empfehle Ihnen, dieser Übung gebührende Aufmerksamkeit zu widmen, da sie große Vorzüge aufweist. Die folgenden Hinweise geben Ihnen eine klare Vorstellung von der Übung:

1. Stehen Sie aufrecht.
2. Atmen Sie einen vollständigen Atemzug ein.
3. Halten Sie die Luft so lange an, wie Sie es bequem können.
4. Atmen Sie energisch durch den offenen Mund aus.
5. Führen Sie die Reinigungsatmung durch.

Am Anfang werden Sie den Atem nur für eine kurze Zeit anhalten können, aber mit etwas mehr Übung zeigen sich große Verbesserungen. Stoppen Sie die Zeit, wenn Sie Ihren Fortschritt dokumentieren möchten.

## 2. STIMULATION DER LUNGENZELLEN

Diese Übung wurde entwickelt, um die Luftzellen in den Lungen zu stimulieren. Anfänger sollten sie nicht übertreiben und in keinem Fall sollte man sie zu energisch ausführen. Einige Menschen könnten bei den ersten Versuchen einen leichten Schwindel verspüren. In diesem Fall sollten Sie etwas herumgehen und die Übung für eine Weile aussetzen.

1. Stehen Sie aufrecht, die Hände an den Seiten.

2. Atmen Sie sehr langsam und gleichmäßig ein.

3. Klopfen Sie beim Einatmen die Brust sanft mit den Fingerspitzen ab, mit ständig wechselnder Position.

4. Wenn die Lungen gefüllt sind, halten Sie den Atem an und klopfen Sie die Brust mit den Handinnenflächen ab.

5. Führen Sie die Reinigungsatmung durch.

Diese bekannte Übung aus der Yogapraxis wirkt sehr erfrischend und stimulierend auf den ganzen Körper. Viele der Luftzellen der Lunge werden durch eine unvollständige Atmung inaktiv und verkümmern fast. Wer seit Jahren eine unvollständige Atmung praktiziert hat, wird es nicht leicht finden, all die schlecht genutzten Luftzellen durch die Vollatmung auf einmal in Aktivität zu versetzen. Aber diese Übung wird sehr gut dazu beitragen, das gewünschte Resultat zu erzielen – und das ist doch das Lernen und Üben wert.

## 3. RIPPENDEHNUNG

Ich habe bereits erklärt, dass die Rippen durch Knorpel befestigt sind, die eine beträchtliche Ausdehnung zulassen. Bei einer sauberen Atmung spielen die Rippen eine wichtige Rolle und es ist gut, ihnen gelegentlich eine kleine, besondere Übung zu widmen, um ihre Elastizität zu erhalten. Das Stehen und Sitzen in unnatürlichen Positionen, dem so viele westliche Menschen zum Opfer fallen, führt dazu, die Rippen mehr oder weniger steif und unelastisch zu machen. Diese Übung trägt dazu bei, dies zu überwinden.

1. Stehen Sie aufrecht.

2. Legen Sie die Hände an die Seiten des Körpers, so hoch wie möglich unter die Achselhöhlen. Dabei zeigt der Daumen nach hinten, die Handflächen liegen seitlich auf dem Brustkorb und die Finger liegen auf der Brust.

3. Atmen Sie einen vollständigen Atemzug ein.

4. Halten Sie die Luft für eine kurze Zeit an.

5. Drücken Sie die Seiten sanft und atmen Sie gleichzeitig langsam aus.

6. Führen Sie die Reinigungsatmung durch.

Praktizieren Sie bei dieser Übung Mäßigung und übertreiben Sie nicht.

# 4. BRUSTKORBDEHNUNG

Der Brustkorb neigt leicht dazu, sich durch das Beugen über die Arbeit zusammenzuziehen. Diese Übung ist sehr gut für die Wiederherstellung normaler Bedingungen und zur Erreichung einer Brustkorberweiterung geeignet.

1. Stehen Sie aufrecht.
2. Atmen Sie einen vollständigen Atemzug ein.
3. Halten Sie die Luft an.
4. Strecken Sie die Arme gerade nach vorne aus und legen Sie die Fäuste in der Höhe der Schultern aneinander.
5. Schwingen Sie dann die Fäuste kräftig nach hinten, bis sie mit den Schultern eine Linie bilden.
6. Wiederholen Sie Punkt 4 und 5 mehrere Male.
7. Atmen Sie energisch durch den offenen Mund aus.
8. Führen Sie die Reinigungsatmung durch.

Seien Sie bei dieser Übung bescheiden und übertreiben Sie sie nicht.

## 5. GEHÜBUNG

1. Gehen Sie mit erhobenem Kopf, das Kinn leicht eingezogen, die Schultern nach hinten und mit angemessenem Schritt.

2. Atmen Sie vollständig ein und zählen Sie dabei geistig von 1 bis 8 – gehen Sie dabei einen Schritt pro Zahl, sodass die Einatmung auf 8 Zähler ausgedehnt wird.

3. Atmen Sie langsam durch die Nase aus und zählen Sie dabei wie vorher von 1 bis 8, pro Schritt eine Zahl.

4. Ruhen Sie zwischen den Atemzügen, und setzen Sie dann das Gehen fort, wobei Sie wieder von 1 bis 8 zählen, pro Schritt eine Zahl.

5. Wiederholen Sie das so lange, bis Sie müde werden. Dann ruhen Sie sich für eine Weile aus und nehmen die Übung wieder auf, falls Sie möchten. Wiederholen Sie die Übung mehrmals am Tag.

# 6. DIE MORGENÜBUNG

1. Stehen Sie aufrecht in der Militärhaltung, Kopf nach oben, Augen geradeaus, Schultern zurück, Knie durchgedrückt und die Hände an den Seiten.

2. Gehen Sie langsam auf die Zehenspitzen und atmen Sie langsam und beständig voll ein.

3. Bleiben Sie so und halten Sie den Atem für einige Sekunden an.

4. Gehen Sie langsam wieder in die Ausgangsstellung (1.) zurück und atmen Sie gleichzeitig langsam durch die Nase aus.

5. Führen Sie die Reinigungsatmung durch.

6. Wiederholen Sie diese Übung mehrere Male und variieren Sie sie, indem Sie nur auf dem linken oder rechten Fuß stehen.

# 7. ANREGEN DES BLUTKREISLAUFS

Für diese Übung benötigen Sie einen Stock, Rohrstock oder Holzstab.

1. Stehen Sie aufrecht.

2. Atmen Sie vollständig ein und halten Sie den Atem an.

3. Beugen Sie sich leicht nach vorne und ergreifen Sie ruhig und fest einen Stock. Erhöhen Sie stufenweise Ihre ganze Kraft auf den Griff.

4. Lockern Sie den Griff, kehren Sie zur 1. Position zurück und atmen Sie langsam aus.

5. Wiederholen Sie dies einige Male.

6. Schließen Sie mit der Reinigungsatmung ab.

Die Übung kann auch ohne Verwendung eines Stocks oder eines Stabs durchgeführt werden, indem man einen imaginären Stock ergreift und den Willen gebraucht, um den Druck zu erhöhen.

Diese Übung ist eine beliebte yogische Methode zur Anregung des Blutkreislaufs. Das arterielle Blut wird zu den Extremitäten geleitet und das venöse Blut zum Herzen und zur Lunge zurückgezogen, damit es den Sauerstoff aufnehmen kann, der mit der Luft eingeatmet worden ist. Bei schlechter Durchblutung ist nicht genug Blut in der Lunge, um die erhöhte Menge an eingeatmetem Sauerstoff aufzunehmen, und das System zieht nicht den vollen Nutzen aus der verbesserten Atmung. In solchen Fällen ist es besonders gut, diese Übung zu praktizieren, gelegentlich auch mit der regulären Vollatmung.

# 17
# Nasenatmung vs. Mundatmung

Eine der ersten Lektionen in der yogischen Atemwissenschaft ist es zu lernen, wie man durch die Nasenlöcher atmet und die gängige Praxis der Mundatmung überwindet.

Der Atemmechanismus des Menschen ist so konstruiert, dass er entweder durch den Mund oder durch die Nase atmen kann. Es ist für ihn jedoch von entscheidender Bedeutung, welcher Methode er folgt, denn die eine bringt Gesundheit und Kraft, während die andere zu Krankheit und Schwäche führt.

Viele der Krankheiten, von denen der zivilisierte Mensch betroffen ist, sind zweifelsohne durch die häufige Gewohnheit der Mundatmung verursacht. Kinder, die auf diese Weise atmen dürfen, wachsen mit gestörter Vitalität und geschwächter Konstitution auf, die im Erwachsenenalter zusammenbricht. Oft werden diese Menschen chronisch krank. Die Mütter in Naturvölkern machen es besser, da sie sich offensichtlich von ihrer Intuition leiten lassen. Sie scheinen instinktiv erkannt zu haben, dass die Nasenlöcher die richtigen Kanäle zur Beförderung der Luft in die Lunge sind, und sie trainieren ihre Kinder, ihre kleinen Lippen zu schließen und durch die Nase zu atmen. Wenn ein Kind schläft, kippen sie dessen Kopf nach vorne, was die Lippen schließt und die Atmung durch die Nasenlöcher unumgänglich macht. Würden die »zivilisierten« Mütter dieselbe Methode annehmen, wäre das unserer Spezies von großem Nutzen.

Viele ansteckende Krankheiten handelt sich der Mensch durch die abscheuliche Gewohnheit der Mundatmung ein, dazu gehören viele Fälle von Katarrhen und Erkältungen. Viele Menschen halten ihrer Erscheinung willen tagsüber den Mund geschlossen, atmen nachts aber durch den Mund und ziehen sich auf diese Weise häufig Krankheiten zu. Sorgfältig durchgeführte wissenschaftliche Experimente haben gezeigt, dass Soldaten und Seeleute, die mit offenem Mund schlafen, viel anfälliger für ansteckende Krankheiten sind als jene, die ordentlich durch die Nasenlöcher atmen. Es wird von einem Fall berichtet, bei dem auf einem Kriegsschiff eine Pockenepidemie ausbrach. Jeder Todesfall, der sich daraus ergab, war der eines Matrosen oder Seemanns, der Mundatmer war. Kein einziger Nasenatmer erlag den Pocken.

Die Atmungsorgane haben ihren einzigen Schutzmechanismus, Filter oder Staubfänger in den Nasenlöchern. Wenn durch den Mund eingeatmet wird, gibt es zwischen Mund und Lunge nichts, was die Luft filtern und Staub oder fremde Partikelchen in der Luft abfangen würde. Der Schmutz oder verunreinigte Substanzen haben vom Mund zur Lunge freien Durchgang und die gesamten Atemwege sind ungeschützt. Darüber hinaus führt eine solche Fehlatmung dazu, dass den Organen kalte Luft zugeführt wird, was sie verletzt. Entzündungen der Atmungsorgane entstehen häufig durch das Einatmen kalter Luft durch den Mund. Der Mensch, der in der Nacht durch den Mund atmet, erwacht immer mit einem ausgetrockneten Gefühl im Mund und einer Trockenheit im Hals. Er verstößt gegen eines der Naturgesetze und sät den Samen für Krankheiten.

Der Mund bietet also den Atemorganen keinen Schutz und kalte Luft, Staub, Unreinheiten und Keime treten leicht durch diese Tür ein. Auf der anderen Seite zeugen die Nasenlöcher und Nasenwege in dieser Sache vom sorgfältigen Design der Natur. Die Nasenlöcher sind zwei enge, gewundene Kanäle, die zahlreiche borstige Haare enthalten, die als Filter oder Sieb dienen und die Luft von ihren Unreinheiten etc. reinigen. Diese Unreinheiten werden wiederum beim Ausatmen ausgestoßen. Die Nasenlöcher dienen nicht nur diesem wichtigen Zweck, sondern erfüllen auch eine wichtige Funktion bei der Erwärmung der eingeatmeten Luft. Die langen, schmalen, gewundenen Nasenlöcher sind mit warmer Schleimhaut gefüllt, die die kalte Atemluft beim Einatmen erwärmen, sodass sie den empfindlichen Halsorganen oder der Lunge keinen Schaden zufügen kann. Kein einziges Tier, nur der Mensch, schläft mit offenem Mund oder atmet durch den Mund. In der Tat wird angenommen, dass der zivilisierte Mensch die Funktionen der Natur so sehr verdreht, wie Naturvölker fast immer richtig atmen. Es ist nicht auszuschließen, dass diese unnatürliche Gewohnheit unter den zivilisierten Menschen durch unnatürliche Lebensweisen, schwächenden Luxus und übertriebene Wärme erworben wurde.

Die verfeinernde, filternde und durchsiebende Vorrichtung der Nasenlöcher bereitet die Luft darauf vor, die empfindlichen Organe des Rachens und der Lunge zu erreichen. Die Luft ist nicht dafür geeignet, diese Organe zu erreichen, ohne vorher den Verfeinerungsprozess der Natur durchlaufen zu haben. Die Verunreinigungen, die vom Sieben und der Nasenschleimhaut zurückgehalten werden, werden durch den Luftstoß bei der Ausatmung wieder hinausbefördert. In dem Fall, dass sie sich zu schnell angesammelt oder sich aus den Sieben befreit haben und in verbotene Regionen eingedrungen sind, schützt uns die Natur, indem sie ein Niesen erzeugt, das die Eindringlinge energisch hinauswirft. Die in den Lungen eintretende Luft unterscheidet sich von der Außenluft wie destilliertes Wasser von Leitungswasser. Die komplizierte Reinigungsarbeit der Nasenlöcher, die Verunreinigungen aus der Luft einsammelt und festhält, ist genauso wichtig wie die Funktion des Mundes, Kirschkerne oder Fischgräten aufzuhalten und zu verhindern, dass sie in den Magen gelangen. Der Mensch sollte genauso wenig durch den Mund atmen, wie er versuchen sollte, Nahrung durch die Nasenlöcher zu sich zu nehmen.

Eine weitere Auswirkung der Mundatmung ist, dass die in diesem Fall vergleichsweise ungenutzten Nasenwege sich folglich nicht sauber und klar halten. Sie verstopfen und verschmutzen und neigen dazu, anfällig für lokale Krankheiten zu werden. Wie verlassene Straßen, die sich bald mit Unkraut und Abfall füllen, werden unbenutzte Nasenlöcher mit Unreinheiten und Schmutz gefüllt.

Wer gewöhnlich durch die Nase atmet, wird wahrscheinlich nicht durch verstopfte oder verklebte Nasenlöcher belästigt werden. Zum Wohle derer, die sich mehr oder weniger die unnatürliche Mundatmung angewöhnt haben und die natürliche und vernünftige Methode annehmen möchten, wäre es vielleicht gut, ein paar Worte über die Reinhaltung der Nasenlöcher hinzuzufügen.

Eine beliebte östliche Methode ist es, etwas Wasser durch die Nasenlöcher hochzuziehen und ihm zu erlauben, durch den Rachen in den Hals hinunterzurinnen. Es gelangt so in den Mund und kann ausgespuckt werden. Einige hinduistische Yogis tauchen das Gesicht in eine Wasserschale. Diese Methode verlangt jedoch viel Übung und die erstgenannte Methode ist ebenso wirksam und viel leichter durchzuführen.

Eine andere gute Methode ist, das Fenster zu öffnen und einzuatmen, indem man das eine Nasenloch mit einem Finger oder dem Daumen schließt und die Luft durch das offene Nasenloch einzieht. Wiederholen Sie den Vorgang mit dem anderen Nasenloch und wechseln sie mehrmals die Seiten. Diese Methode befreit normalerweise die Nasenlöcher von Verschmutzungen.

# ≈ 18 ≈

# Die kleinen Lebewesen des Körpers

Hatha Yoga lehrt, dass der physische Körper aus Zellen aufgebaut ist und jede Zelle in sich ein »Miniaturleben« enthält, das sein Handeln kontrolliert. Diese kleinen Lebewesen oder »Leben« sind wirklich Teile eines intelligenten Geistes mit einem gewissen Entwicklungsgrad, die es den Zellen ermöglichen, ihre Arbeit ordnungsgemäß auszuführen. Diese kleinen Intelligenzteilchen sind natürlich der Kontrolle des zentralen Verstandes des Menschen untergeordnet und gehorchen bereitwillig den Befehlen, die von der Zentrale – bewusst oder auch unbewusst – gegeben werden. Diese Zellenintelligenzen zeigen eine perfekte Anpassung an ihre jeweilige Arbeit.

Die gezielte Arbeit der Zellen, nämlich die benötigten Nährstoffe für die Ernährung aus dem Blut zu ziehen und das abzustoßen, was nicht gebraucht wird, ist ein Beispiel für diese Intelligenz. Der Vorgang der Verdauung, der Assimilierung etc., zeigt die Intelligenz der Zellen, die einzeln oder gemeinsam in Gruppen auftritt. Das Heilen von Wunden, der Ansturm von Zellen zu jenen Punkten, wo sie am meisten gebraucht werden, und Hunderte anderer Beispiele, die den Forschern bekannt sind, bedeuten für den Yogaschüler Beispiele für das »Leben« innerhalb jedes Atoms. Jedes Atom ist für den Yogi ein Lebewesen, das sein eigenes unabhängiges Leben führt. Diese Atome verbinden sich für ein Ziel zu Gruppen, und diese Gruppen offenbaren eine Gruppenintelligenz – so lange sie eine Gruppe bleiben. Diese Gruppen wiederum verbinden sich mit anderen und bilden komplexere Körper, die als Träger für höhere Bewusstseinsformen dienen.

Wenn der physische Körper stirbt, trennen und zerstreuen sich die Zellen und es setzt das ein, was wir Zerfall nennen. Die Kraft, die die Zellen zusammengehalten hat, wird zurückgezogen. Sie werden frei, ihren eigenen Weg zu gehen und neue Kombinationen zu schaffen. Einige gehen in die Körper von Pflanzen in der Umgebung ein und finden sich schließlich im Körper eines Tieres wieder. Andere verbleiben im Organismus einer Pflanze, wieder andere bleiben für eine Zeit lang im Boden, aber das Leben des Atoms bedeutet unaufhörliche und ständige Veränderung. Wie ein bekannter Autor einmal sagte: »Der Tod ist nur ein Aspekt des Lebens, und die Zerstörung einer materiellen Form ist nur das Vorspiel für den Aufbau einer anderen.« Ich werde Ihnen einen kurzen Einblick in die Natur und die Arbeit dieses Zelllebens geben – des Lebens dieser kleinen Lebewesen des Körpers.

Die Zellen des Körpers besitzen drei Prinzipien:

1. Materie, die sie aus der Nahrung erhalten;
2. Prana oder Lebenskraft, die es ihnen ermöglicht, ihre Wirkung zu entfalten, und die aus der Nahrung, die wir essen, dem Wasser, das wir trinken und der Luft, die wir atmen, gewonnen wird;
3. Intelligenz oder »Geistesstoff«, die bzw. der aus dem Universellen Geist gewonnen wird.

Ich werde zuerst die materielle Seite des Zelllebens aufgreifen. Wie ich schon gesagt habe, ist jeder lebende Körper eine Ansammlung winziger Zellen. Dies gilt natürlich für jeden Teil des Körpers, vom harten Knochen bis zum weichsten Gewebe, vom Zahnschmelz bis zum empfindlichsten Teil der Schleimhaut. Diese Zellen haben unterschiedliche Formen, die durch die Anforderungen an die spezifische Funktion oder Arbeitsweise bestimmt werden. Jede Zelle ist im Grunde genommen ein Individuum, getrennt und mehr oder weniger unabhängig, obwohl sie der Kontrolle des Zellgruppenverstandes bzw. den Befehlen der großen Gruppe und letztendlich der zentralen Intelligenz des Menschen unterliegt. Die Kontrollarbeit oder zumindest der größte Teil davon wird von der Kontrolle des instinktiven Bewusstseins bestimmt.

Diese Zellen sind stets bei der Arbeit und erfüllen alle Aufgaben des Körpers. Jede Zelle hat ihre eigene Arbeit zu erledigen und tut alles, was in ihrer Macht steht. Einige der Zellen gehören zur Einsatzreserve und stehen auf Abruf bereit, um einem plötzlichen Bedarf an Aufgaben nachzukommen. Andere gehören zur Armee der aktiven Arbeiter der Zellgemeinschaft und stellen die für die vielfältige Arbeit des Systems benötigten Sekrete und Flüssigkeiten her. Einige der Zellen sind ortsgebunden, andere bleiben so lange, bis sie gebraucht werden, und kommen dann in Bewegung. Wiederum andere sind ständig in Bewegung, einige machen regelmäßige Rundreisen und andere sind Vagabunden. Von den mobilen Zellen führen einige die Arbeit von Lastenträgern aus, einige wandern von Ort zu Ort und verrichten dort Gelegenheitsarbeiten, wiederum andere sind wie Straßenreiniger und noch eine andere Klasse gehört der Polizei, der Armee oder der Zellengemeinschaft an. Das Zellleben im Körper kann mit einer großen Kolonie verglichen werden, die nach einem kooperativen Plan betrieben wird. Jede Zelle hat ihre eigene Arbeit für das Gemeinwohl zu leisten – jeder arbeitet für alle und alle arbeiten für das Gemeinwohl.

Die Zellen des Nervensystems tragen Nachrichten von einem Teil des Körpers zum Gehirn und vom Gehirn zu einem anderen Teil des Körpers. Sie sind lebende Telegrafendrähte, da die Nerven aus winzigen Zellen bestehen, die sich in engem Kontakt zueinander befinden. Sie haben kleine Fortsätze, die in Kontakt mit ähnlichen Fortsätzen anderer Zellen stehen. Sie halten praktisch Händchen und bilden so eine Kette, über die Prana übertragen wird. Es gibt Millionen über Millionen von Trägern, mobilen Arbeitern, Polizisten, Soldaten etc. von jeder Zellengemeinschaft im menschlichen Körper. Man schätzt, dass es allein in einem Volumen von 16 ccm Blut mindestens 75.000 Millionen roter Blutkörperchen gibt, gar nicht zu reden von den anderen Zellen. Die Gemeinschaft ist groß.

Die roten Blutkörperchen, die die gewöhnlichen Träger des Körpers sind, strömen durch die Arterien und durch die Venen, nehmen eine Ladung Sauerstoff in den Lungen auf und tragen ihn zu den verschiedenen Geweben des Körpers, wodurch diese Teile Leben und Kraft erhalten. Auf dem Rückweg durch die Venen tragen sie die Abfallstoffe des Körpers mit sich, die dann durch die Lungen hinausbefördert werden. Wie bei einem Handelsschiff tragen diese Zellen eine Fracht auf ihrer Hinfahrt und bringen eine zweite Ladung auf ihrer Rückkehr mit. Andere Zellen wiederum drängen sich durch die Wände der Arterien und Venen und auch durch die Gewebe, um den Reparaturarbeiten nachzukommen, mit denen sie beauftragt wurden.

Neben den roten Blutkörperchen oder Trägern gibt es mehrere andere Arten von Zellen im Blut. Zu den interessantesten gehören die Polizisten und Soldaten der Zellgemeinschaft. Die Arbeit dieser Zellen ist es, das System vor Keimen, Bakterien etc. zu schützen, die Schwierigkeiten und Krankheiten verursachen könnten. Wenn einer der Polizisten mit einem eindringenden Keim in Kontakt kommt, umwickelt er diesen und verschlingt ihn dann, falls er nicht zu groß ist. Sollte der Keim für die Polizeizelle zu groß sein, ruft sie andere Zellen zu Hilfe. Die vereinten Kräfte gruppieren sich um den Feind und befördern ihn zu einer Stelle des Körpers, wo man ihn hinauswerfen kann. Pickel, Geschwüre etc. sind Beispiele, bei denen die Polizisten des Systems einen eingedrungenen Feind bzw. Feinde hinausgeworfen haben.

Für die roten Blutkörperchen gibt es viel Arbeit. Sie befördern den Sauerstoff zu den Körperteilen, reichen die aus der Nahrung entnommenen Nährstoffe an die Körperteile weiter, extrahieren aus der Nahrung genau die Elemente, die zur Herstellung von Magensaft, Speichel, Bauchspeicheldrüsensekret, Galle, Milch etc. benötigt werden, und kombinieren sie dann im richtigen Verhältnis für den Gebrauch. Sie führen 1001 Dinge aus und sind wie Ameisen in und rund um den Ameisenhügel ständig beschäftigt. Die östlichen Lehrer kennen und lehren seit Langem die Existenz und Arbeit dieser »kleinen Leben«, aber es blieb der westlichen Wissenschaft überlassen, sich so in dieses Thema hineinzugraben, dass Licht in die Details ihrer Arbeit gebracht wurde.

In jedem Moment unserer Existenz werden Zellen geboren und sterben Zellen ab. Zellen reproduzieren sich durch Vergrößerung und durch Teilung. Die ursprüngliche Zelle schwillt an, bis sie schließlich zwei Teile mit einer engen sie verbindenden »Taille« bildet. Dann trennt sich die Verbindungsstelle und es sind nun zwei unabhängige Zellen anstatt einer.

Diese neue Zelle teilt sich wiederum auf, und so geht es immer weiter.

Die Zellen ermöglichen es dem Körper, seine Arbeit der kontinuierlichen Regeneration fortzusetzen. Jeder Teil des menschlichen Körpers befindet sich in einem kontinuierlichen Wandel und das Gewebe wird ständig erneuert. Unsere Haut, Knochen, Haare, Muskeln etc. werden fortwährend repariert und »umgearbeitet«. Der Austausch unserer Fingernägel dauert ungefähr vier Monate und ungefähr vier Wochen benötigt die Erneuerung unserer Haut. Jeder Teil unseres Körpers wird ständig abgenutzt und erneuert und repariert. Und die Zellen, diese kleinen Arbeiter, sind die Ausführenden dieser wunderbaren Aufgabe. Millionen dieser kleinen Arbeiter sind immer unterwegs oder arbeiten an einer festen Position in allen Teilen unseres Körpers. Sie erneuern die verbrauchten Gewebe und ersetzen sie durch neues Material. Sie entfernen die verbrauchten und schädlichen Materieteilchen und werfen sie aus dem System.

Bei den niederen Tieren gibt die Natur dem instinktiven Bewusstsein mehr Spielraum und Umfang. Bei den weiterentwickelten Lebensformen entwickelt sich die Denkfähigkeit, und das instinktive Bewusstsein scheint seinen Bereich einzuschränken. Beispielsweise sind Krabben und Mitglieder der Spinnenfamilie in der Lage, neue Saugrüssel, Beine, Klauen etc. wachsen zu lassen. Schnecken können, wenn eine Verletzung stattgefunden hat, sogar Teile des Kopfes, einschließlich der Augen, und einige Fische ihren Schwanz neu wachsen lassen. Salamander und Eidechsen können einen neuen Schwanz bilden, einschließlich Knochen, Muskeln und Teilen der Wirbelsäule. Die untersten Formen des tierischen Lebens besitzen praktisch eine unbegrenzte Kraft zur Wiederherstellung verlorener Teile und können sich praktisch komplett erneuern, vorausgesetzt es bleibt ein winziger Teil übrig, auf dem aufgebaut werden kann.

Die höheren Formen des Tierlebens haben viel von dieser Regenerationskraft verloren, und der Mensch hat aufgrund seiner Lebensweise mehr als jeder andere von ihnen verloren. Einige der fortgeschrittenen Hatha Yogis haben jedoch in dieser Richtung einige wundervolle Ergebnisse erzielt und jeder, der geduldig praktiziert, kann eine solche Kontrolle über das instinktive Bewusstsein und die Zellen unter seiner Kontrolle erlangen. Man kann wunderbare Resultate der Selbstheilung in Richtung der Erneuerung erkrankter und geschwächter Körperteile erzielen. Aber auch der gewöhnliche Mensch besitzt einen wunderbaren Grad an Regenerationskraft, die sich dauernd manifestiert, obgleich der Durchschnittsmensch ihr keine Aufmerksamkeit schenkt. Nehmen wir als Beispiel die Heilung einer Wunde. Schauen wir uns an, wie das vonstatten geht, denn dieser Vorgang ist es wert, studiert und betrachtet zu werden. Er ist so gewöhnlich, dass wir ihn leicht übersehen, und doch so wunderbar, dass der Studierende sich der Größe der dargestellten Intelligenz und der arbeitenden Kraft bewusst wird.

Nehmen wir an, ein menschlicher Körper ist verwundet, beispielsweise durch einen äußeren Umstand geschnitten oder gestochen worden. Das Gewebe,

Lymph- und Blutgefäße, Drüsen, Muskeln, Nerven und manchmal auch der Knochen sind beschädigt bzw. zerrissen und die Fortführung ihrer Funktion unterbrochen. Die Wunde blutet, klafft auf und verursacht Schmerzen. Die Nerven tragen die Nachricht zum Gehirn, rufen laut nach sofortiger Hilfe und das instinktive Bewusstsein sendet Nachrichten hier und dort in den Körper und ruft eine ausreichende Anzahl an Reparaturarbeitern zusammen, die rasch zum Ort der Gefahr eilen. In der Zwischenzeit spült das aus den verletzten Blutgefäßen strömende Blut in den Organismus eingedrungene Fremdstoffe wie z. B. Schmutz, Bakterien etc., die bei Verbleib als Gift wirken würden, weg oder versucht dies zumindest.

Das mit der Außenluft in Berührung kommende Blut gerinnt und bildet eine klebrige Substanz, die einem Klebstoff ähnelt und den Anfang einer entstehenden Kruste bzw. eines Schorfs bildet. Millionen von Blutzellen, deren Aufgabe es ist, die Reparaturarbeiten durchzuführen, erscheinen »im Laufschritt« am Ort des Geschehens und beginnen sofort die Gewebe zu verbinden. Dabei zeigt sich die wunderbarste Intelligenz und Aktivität in ihrer Arbeit. An beiden Seiten der Wunde beginnen die Zellen der Gewebe, Nerven und Blutgefäße sich auszudehnen und zu vervielfältigen, wodurch sie Millionen neuer Zellen hervorbringen, die sich schließlich, von beiden Seiten vorstoßend, in der Mitte der Wunde treffen. Diese Bildung neuer Zellen hat den Anschein einer ungeordneten, ziellosen Anstrengung, aber bereits nach kurzer Zeit zeigt sich die Macht der befehlenden Intelligenz und der ihr untergeordneten Einflusszentren. Die neuen Zellen der Blutgefäße verbinden sich mit den gleichartigen Zellen von der gegenüberliegenden Seite der Wunde und bilden so neue Kanäle, durch die das Blut fließen kann. Die Zellen des sogenannten Bindegewebes verbinden sich mit den anderen ihrer Art und ziehen die Wunde zusammen. An jedem der abgetrennten Enden bilden sich neue Nervenzellen, die, indem sie Fäserchen aussenden, schrittweise die getrennten Fasern reparieren, bis die Nachricht endlich wieder ohne Unterbrechung durchkommt. Nachdem alle diese »inneren« Arbeiten abgeschlossen sind und Blutgefäße, Nerven und Bindegewebe vollständig repariert wurden, beginnen die Hautzellen die Abschlussarbeit. Neue Epidermiszellen entstehen, und über der Wunde, die bis dahin geheilt ist, bildet sich eine neue Haut.

All das geschieht ordentlich, mit Disziplin und Intelligenz. Die anscheinend so einfache Heilung einer Wunde bringt den sorgfältigen Beobachter von Angesicht zu Angesicht mit der Intelligenz, die die ganze Natur durchdringt, und lässt ihn die Schöpfung in aktivem Einsatz sehen. Die Natur ist immer bereit, den Schleier beiseitezuziehen und zu erlauben, ein bisschen in die heilige Kammer dahinter zu gucken. Aber wir armen ignoranten Kreaturen beachten ihre Einladung nicht, sondern gehen unachtsam vorüber und vergeuden unsere Gedankenkraft für dumme Dinge und schmerzvolle Ziele.

So viel zur Arbeit der Zellen. Das Zellenbewusstsein wird aus dem Universellen Bewusstsein, dem großen Warenhaus des »Geistesstoffes« versorgt und vom Verstand der Zellenzentren, die wiederum von höheren Zentren kontrolliert werden, dirigiert und in Verbindung gehalten, bis das zentrale instinktive Bewusstsein erreicht ist. Aber die Zellenintelligenz ist nicht in der Lage, sich ohne die beiden anderen Prinzipien – nämlich Prana und Materie – auszudrücken. Sie braucht die Versorgung mit frischem Material, das aus der gut verdauten Nahrung stammt, um sich selbst zu einem Medium des Ausdrucks zu machen. Sie braucht auch eine Zufuhr von Prana oder Lebenskraft, um sich durch Materie in Aktion zu manifestieren. Das dreifache Prinzip des Lebens – Geist, Materie und Energie – ist in der Zelle genauso wie im Menschen notwendig. Der Geist braucht Kraft oder Energie (Prana), um sich selbst durch Materie in Handlungen zu manifestieren. Was im Großen gilt, gilt auch im Kleinen – was oben gilt, gilt auch unten.

In den vorangegangenen Kapiteln haben wir über die Verdauung und die Wichtigkeit gesprochen, dem Blut eine gute Versorgung mit nahrhafter, gut verdaulicher Nahrung zu geben, damit es seine Arbeit zum Aufbau und zur Reparatur der Körperteile richtig ausführen kann. In diesem Kapitel habe ich Ihnen gezeigt, wie die Zellen das Material verwenden, um erst sich selbst und dann den Körper aufzubauen. Erinnern Sie sich daran, dass die Zellen, die als Bausteine verwendet werden, sich mit dem aus der Nahrung gewonnenen Material umgeben und sich damit sozusagen selbst zu Körpern machen, die wie sie sind. Dann nehmen sie einen Vorrat an Prana oder Lebenskraft auf und werden dorthin getragen oder geschoben, wo sie gebraucht werden, um sich selbst aufzubauen oder zu neuem Gewebe, neuen Knochen oder Muskeln etc. zu werden. Ohne das richtige Material, mit dem diese Zellen ihren eigenen Körper bilden können, können sie ihre Mission nicht erfüllen. Genau genommen können sie nicht existieren. Menschen, die »heruntergekommen« sind und an Mangelernährung leiden, haben nicht annähernd die normale Menge an Blutzellen, und deshalb ist ihr System nicht in der Lage, seine Arbeit richtig auszuführen. Die Zellen müssen über Material verfügen, aus dem sie Körper herstellen können, und es gibt nur einen Weg, wie sie an dieses Material gelangen können – durch die Nährstoffe im Essen. Und wenn im System nicht ausreichend Prana vorhanden ist, können diese Zellen auch nicht genug Energie aufbringen, um ihre Arbeit zu verrichten. Ein Mangel an Vitalität zeigt sich im ganzen System.

Manchmal ist das instinktive Bewusstsein durch den Intellekt des Menschen so gehetzt und geschmälert, dass es dessen absurde Vorstellungen und Ängste annimmt und darin versagt, seine gewohnte Arbeit ordentlich auszuführen. Dadurch werden die Zellen nicht richtig erzeugt. In dem Fall, dass der Intellekt einmal die wahre Absicht begreift, versucht er seine vergangenen Fehler zu beheben, und beginnt dem instinktiven Bewusstsein zu versichern, dass er seine Aufgaben voll und ganz versteht und ihm wieder erlaubt, das eigene Königreich zu regieren. Dem folgen Worte der Ermutigung, des Lobes und des Vertrauens, bis das instinktive Bewusstsein sein Gleichgewicht wiederhergestellt hat und seinen Haushalt wieder selbst führt. Manchmal wurde das instinktive Bewusstsein so sehr von den früheren negativen Vorstellungen seines Besitzers oder von Außenstehenden beeinflusst, dass es ganz durcheinander ist. Es dauert dann lange, bis es seine normale Haltung und Kontrolle wiedererlangt hat. In solchen Fällen scheint es häufig so, dass untergeordnete Zellenzentren buchstäblich rebellieren und sich weigern, die Befehle aus der Zentrale entgegenzunehmen. In beiden dieser Fälle ist das entschlossene Kommando des Willens notwendig, um Frieden und Ordnung sowie ordnungsgemäßes Arbeiten in allen Teilen des Körpers zu schaffen.

Denken Sie daran, dass es in jedem Organ und jedem Körperteil eine Form von Intelligenz gibt und ein guter, starker Befehl des Willens im Allgemeinen zu einer Verbesserung der anormalen Zustände führt.

# ≈ 19 ≈

# Die Kontrolle des unwillkürlichen Systems

Im vorhergehenden Kapitel habe ich Ihnen erklärt, dass der menschliche Körper aus Millionen winziger Zellen besteht, die jeweils mit genügend Materie ausgestattet sind, um ihre Arbeit verrichten zu können – mit ausreichend Prana, um ihnen die Energie zu geben, die sie benötigen, und genügend »Geistesstoff«, um ihnen jenen Grad an Intelligenz zu verleihen, mit der sie ihre Arbeit dirigieren können. Jede Zelle gehört zu einer Zellgruppe oder -familie und die Intelligenz der Zelle steht in engem Zusammenhang mit der Intelligenz jeder anderen Zelle in der Gruppe oder Familie. Die kombinierte Intelligenz der Zellengruppe führt zu einem Gruppenbewusstsein. Jede dieser Gruppen ist wiederum ein Teil einer größeren Gruppe von Gruppen und so weiter, bis das Ganze eine große Republik an Zellenbewusstsein unter der Leitung und Kontrolle des instinktiven Bewusstseins bildet.

Die Kontrolle dieser großen Gruppen ist eine der Aufgaben des instinktiven Bewusstseins und funktioniert normalerweise gut, es sei denn, der Intellekt mischt sich ein, indem er ihm Angstgedanken schickt und das instinktive Bewusstsein in dieser und in anderer Weise demoralisiert. Der Intellekt verzögert auch manchmal seine Arbeit, indem er darauf besteht, dass die Zellintelligenz fremde und seltsame Gewohnheiten zur Regulierung des physischen Körpers annimmt. Im Falle einer Verstopfung wird beispielsweise der Intellekt, der mit einer anderen Arbeit beschäftigt ist, es dem Körper nicht erlauben, auf die Rufe des instinktiven Bewusstseins zu reagieren, das auf eine Anfrage der Zellen des Dickdarms handeln möchte. Auch schenkt der Intellekt dem Verlangen nach Wasser keine Aufmerksamkeit und als Folge davon ist das instinktive Bewusstsein nicht in der Lage, die richtigen Befehle auszuführen. So werden das instinktive Bewusstsein und gewisse Zellengruppen demoralisiert und wissen kaum mehr, was zu tun ist. Schlechte Gewohnheiten tauchen auf und ersetzen die natürlichen.

Manchmal entsteht in einigen der Zellengruppen so etwas wie eine Rebellion, die zweifelsohne von einer Unterbrechung des natürlichen Regierungsablaufs, die Einführung seltsamer Gewohnheiten und Verwirrung zurückzuführen ist. Manchmal scheint es, dass einige der kleineren Gruppen (und bei Gelegenheit sogar einige der großen) »streiken« und gegen ungewohnte und unsachgemäße Arbeit, die ihnen aufgezwungen wird – Überstunden und andere Ursachen wie Ernährungsmangel – protestieren. Die kleinen Zellen handeln oft genauso wie Menschen unter den gleichen Umständen. Die Analogie ist für den Beobachter und Forscher oft erschreckend. Diese Rebellionen oder Streiks, scheinen sich zu verbreiten, wenn die Dinge nicht wieder in Ordnung gebracht werden. Aber auch wenn die Angelegenheiten wieder zusammengeschustert werden, scheinen die Zellen in verdrossener und mürrischer Art wieder an ihre Arbeit zurückzukehren, und anstatt das Beste zu geben, leisten sie so wenig wie möglich und auch nur dann, wenn sie Lust haben.

Eine Wiederherstellung der normalen Bedingungen, die sich aus einer erhöhten Aufnahme von Nährstoffen, angemessene Aufmerksamkeit etc. ergibt, führt schrittweise zu einer Wiederkehr der normalen Bedingungen. Die Angelegenheiten können aber beschleunigt werden, indem man den Zellengruppen direkt Befehle aus dem Willen erteilt. Es ist erstaunlich, wie schnell auf diese Weise Ordnung und Disziplin wiederhergestellt werden. Die höheren Yogis haben eine wunderbare Kontrolle über das unwillkürliche Nervensystem und können direkt auf fast jede Zelle in ihrem Körper einwirken. Der geschulte Wille ist in der Lage, durch einen einfachen Prozess der direkten Konzentration direkt auf die Zellen und Gruppen einzuwirken, was aber viel Übung seitens des Schülers erfordert. Es gibt andere Methoden, bei denen der Praktizierende den Willen in Gang setzt, um seinen Willen zu fokussieren, z. B. durch Wiederholung gewisser Worte. Autosuggestionen und Affirmationen der westlichen Welt funktionieren auf diese Weise. Die Worte fokussieren die Aufmerksamkeit und den Willen auf das Problemzentrum und schrittweise wird die Ordnung unter den streikenden Zellen wiederhergestellt. Ein »Schuss« Prana, der ebenfalls auf den Ort der Störung projiziert wird, liefert den Zellen zusätzliche Energie. Gleichzeitig wird die Durchblutung der betroffenen Region erhöht, wodurch die Zellen mehr Nähr- und Baustoffe erhalten.

Eine der einfachsten Methoden, den Sitz des Problems zu erreichen und den Zellen einen energischen Befehl zu geben, ist jene, welche die Hatha Yogis ihren Schülern beibringen, damit diese sie anwenden, bis sie in der Lage sind, ihren konzentrierten Willen ohne Hilfsmittel zu nutzen. Die Methode ist, einfach mit dem rebellischen Organ oder Teil »zu sprechen« und ihm Befehle zu erteilen, genau wie man es mit einer Gruppe Schulkinder oder Rekruten bei der Armee tun würde. Geben Sie die Anordnungen positiv und fest, indem sie dem Organ sagen, was es ausführen soll. Wiederholen Sie die Kommandos mehrere Male direkt und deutlich. Ein Klopfen oder leichtes Schlagen des Teils oder Körperteils über dem betroffenen Teil wird die Aufmerksamkeit der Zellengruppen erregen, so wie das Klopfen auf die Schulter eines Menschen ihn stoppen und sich umdrehen lässt, um zu hören, was Sie zu sagen haben. Bitte denken Sie jetzt nicht, dass ich versuche Ihnen zu erzählen, dass die Zellen Ohren haben und die Worte der von Ihnen verwendeten Sprache verstehen. Was wirklich passiert, ist, dass die deutlich gesprochenen Worte Ihnen helfen, das mentale Bild zu formen, das durch die Worte ausgedrückt wird. Seine Bedeutung zielt über die Kanäle des sympathischen Nervensystems direkt auf den Punkt, der vom instinktiven Bewusstsein gesteuert wird, und wird von den Zellengruppen und sogar von einzelnen Zellen leicht verstanden.

Wie ich bereits erwähnt habe, geht ein zusätzlicher Schub Prana und eine erhöhte Blutversorgung zu der betroffenen Stelle, gesteuert durch die konzentrierte Aufmerksamkeit der Person, die das Kommando gesandt hat. Auf dieselbe Art und Weise kann ein Heiler die Anordnungen erteilen. Der Instinkt des Patienten nimmt das Kommando auf und leitet es an die Stelle der Zellenrebellion weiter. Das mag Ihnen kindisch erscheinen, aber es gibt gute wissenschaftliche Gründe dafür und die Yogis halten es für die einfachste Methode, mit der mentale Kommandos die Zellen erreichen können. Legen Sie diese Methode nicht als wertlos beiseite, bevor Sie sie nicht eine Weile ausprobiert haben. Sie hat sich seit Jahrhunderten bewährt.

Wenn Sie diese Methode an einem Teil Ihres Körpers – oder am Körper eines anderen –, der nicht anständig arbeitet, ausprobieren möchten, klopfen Sie mit der flachen Handfläche sanft den betreffenden Teil und sagen Sie mit bestimmtem Ton zum Beispiel: »Hier, Leber, du musst deine Arbeit besser machen, du bist für meine Begriffe zu faul, ich erwarte von dir von nun an, dass du deine Arbeit besser machst. Geh an die Arbeit! Geh an die Arbeit, sage ich dir, und hör auf mit diesem törichten Benehmen!«

Es müssen nicht genau diese Worte sein. Benutzen Sie die Worte, die Ihnen gerade einfallen. Wichtig ist, dass diese Worte ein scharfes, positives Kommando dem Organ vermittelt, dass seine Arbeit verrichten soll.

Die Herztätigkeit kann in derselben Weise verbessert werden, man muss jedoch viel sanfter vorgehen, da die Zellengruppen des Herzens einen viel höheren Grad an Intelligenz besitzen als beispielsweise die Leber und entsprechend respektvoller behandelt werden müssen. Erinnern Sie das Herz sanft daran, dass Sie von ihm erwarten, dass es seine Arbeit besser macht, aber sprechen Sie höflich mit ihm und versuchen Sie nicht, es zu »überrollen«, wie Sie es mit der Leber tun würden. Die Herz-Zellgruppe ist die intelligenteste der Gruppen, die ein Organ kontrollieren. Die Lebergruppe ist die dümmste und weniger intelligente und hat eine entschieden störrische Haltung, wohingegen das Herz wie ein Vollblutpferd ist, intelligent und aufmerksam. Wenn Ihre Leber rebellisch ist, müssen Sie sie energisch angehen und sich ihrer störrischen Veranlagungen erinnern. Der Magen ist ziemlich intelligent, wenn auch nicht so sehr wie das Herz. Der Dickdarm ist sehr gehorsam, aber auch geduldig und leidgeprüft.

Man kann dem Dickdarm den Befehl geben, seinen Inhalt jeden Morgen zu einer bestimmten Zeit (man gibt die Stunde an) zu entleeren. Wenn Sie ihm ausreichend vertrauen und zu dieser bestimmten Stunde auf die Toilette gehen und Ihre Vereinbarung tatsächlich einhalten, werden Sie feststellen, dass der Dickdarm in kurzer Zeit genau das tut, was Sie von ihm wünschen. Aber denken Sie daran, dass der arme Dickdarm reichlich misshandelt wurde und es ein wenig dauern kann, bis er sein Vertrauen wiedererlangt hat.

Auch eine unregelmäßige Menstruation kann reguliert und normale Gewohnheiten können anerzogen werden, indem Sie sich für einige Monate das entsprechende Datum im Kalender markieren und sich jeden Tag eine sanfte Behandlung gemäß der oben genannten Zeilen geben. Sagen Sie den diese Funktion kontrollierenden Zellengruppen, dass es nun so viele Tage vor der zu erwarteten Zeit sei und dass Sie wünschen, dass sie sich vorbereiten und ihre Arbeit aufnehmen, damit alles normal ist, wenn die Zeit kommt. Wenn sich der Zeitpunkt nähert, machen Sie die Gruppe darauf aufmerksam, dass die Zeit immer kürzer wird und sie sich ihrer Aufgabe zuwenden muss. Geben Sie die Kommandos nicht in einer leichtfertigen Weise, sondern so, wie Sie es wirklich meinen – und Sie müssen es so meinen –, dann werden sie befolgt werden. Ich habe viele Fälle unregelmäßiger Menstruation beobachten können, die auf diese Weise zwischen ein bis drei Monaten gelindert wurden. Es mag lächerlich für Sie klingen, aber alles, was ich Ihnen raten kann, ist, es selbst auszuprobieren.

Wir haben hier nicht den Platz, eine Methode für jede Beschwerde darzulegen, aber Sie werden aus den bisherigen Kapiteln leicht schließen können, welches Organ oder welche Gruppe den Sitz des Problems kontrolliert, um dann Ihre Anweisungen geben zu können. Falls Sie nicht wissen, welches Organ das Problem verursacht, so kennen Sie zumindest die Region der Störung und können Ihre Kommandos auf diesen Teil des Körpers richten. Es ist nicht notwendig, den Namen des Organs zu kennen – richten Sie Ihre Kommandos bloß auf die Stelle und sagen Sie zu ihr: »Hey, du, mach das so und so …« etc. Dieses Buch ist nicht als Abhandlung zur Heilung von Krankheiten gedacht, sondern sein Ziel ist, den Weg zur Gesundheit durch Vorbeugung aufzuzeigen. Diese kleinen Hinweise zur Wiederherstellung der normalen Funktionsfähigkeit von Organen, die sich falsch benommen haben, können Ihnen jedoch etwas helfen.

Sie werden überrascht sein, welches Maß an Kontrolle Sie über Ihren Körper erlangen können, wenn Sie die oben genannte Methode und ihre Variationen befolgen. Sie können Ihre Kopfschmerzen lindern, indem Sie das Blut anweisen, nach unten zu fließen. Sie werden in der Lage sein, Ihre kalten Füße zu erwärmen, indem Sie dem Blut befehlen, in größeren Mengen dorthin zu fließen, wobei natürlich auch Prana mitfließt. Sie können den Kreislauf ausgleichen und damit den ganzen Körper stimulieren und Sie können ermüdete Teile des Körpers entlasten. In der Tat gibt es zahllose Dinge, die man auf diese Art und Weise tun kann.

Es liegt an Ihnen, ob Sie die Geduld haben, es zu versuchen. Falls Sie nicht wissen, welche Befehle Sie geben sollen, können Sie zu diesem Körperteil sagen: »Hey, du, werde besser; ich möchte, dass dieser Schmerz verschwindet; ich verlange von dir, dass du besser arbeitest.« Oder sagen Sie etwas Ähnliches. All das erfordert natürlich Übung und Geduld. Es gibt keinen Königsweg zur Verwirklichung.

# ≈ 20 ≈
# Pranische Energie

Wer die Kapitel dieses Buches liest, wird feststellen, dass es eine esoterische und eine exoterische Seite im Hatha Yoga gibt. Mit »esoterisch« meine ich »das Innere betreffend; privat«. Mit »exoterisch« meine ich »äußerlich, öffentlich – das Gegenteil von esoterisch«. Die exoterische oder äußerliche Seite dieses Themas besteht in der Theorie der Gewinnung von Nährstoffen aus dem Essen, der Befeuchtung und der Beseitigung von Abfällen durch Wasser, der Vorteile von Sonnenlicht zur Förderung von Wachstum und Gesundheit, dem Nutzen der Bewegung, dem Vorteil der richtigen Atmung, dem Nutzen, den wir aus der frischen Luft ziehen etc. etc. Diese Theorien sind sowohl der westlichen als auch der östlichen Welt gut bekannt, dem Nicht-Eingeweihten wie auch dem Eingeweihten. Beide erkennen die Wahrheit und den Nutzen an, den man durch die Umsetzung in die Praxis erlangen kann.

Aber es gibt eine weitere Seite, die den östlichen Praktikern und den Eingeweihten im Allgemeinen sehr vertraut ist, die in der westlichen Welt und jenen, die den okkulten Studien keine Aufmerksamkeit schenken, jedoch unbekannt ist. Dieser esoterische Bereich des Themas dreht sich um jenen Gegenstand, den die östlichen Lehren als Prana kennen.

Letztere und alle Eingeweihten wissen, dass der Mensch Prana auf verschiedensten Wegen bezieht: Er erhält Prana sowie Nährstoffe aus seinem Essen; Prana sowie eine reinigende Wirkung aus dem von ihm getrunkenen Wasser; Prana, das bei körperlicher Betätigung nicht nur beim Muskelaufbau hilft, sondern auch im Körper verteilt wird; Prana sowie Wärme aus den Sonnenstrahlen; Prana wie auch Sauerstoff aus der Luft, die er atmet, und so weiter und so weiter. Dieses Thema des Prana ist mit der gesamten Hatha-Yoga-Philosophie verwoben und muss von den Schülern ernstgenommen werden. In Anbetracht dessen müssen wir uns mit der Frage »Was ist Prana?« befassen.

Ich habe das Wesen und die Verwendung von Prana in meinem Buch *Die Wissenschaft des Atmens nach den Lehren des heiligen Vedanta* wie auch im Buch *Advanced Course in Yogi Philosophy & Occultism* erklärt. Letzteres ist auch unter dem Titel *The Yogi Lessons* bekannt. Ich fülle die Seiten dieses Buches nicht gerne mit dem, was eine Wiederholung dessen zu sein scheint, was in meinen anderen Büchern erschienen ist. Aber in diesem und in einigen anderen Fällen muss ich erneut sagen, was ich bereits gesagt habe, denn viele Menschen, die dieses Buch lesen, kennen vielleicht meine anderen Publikationen nicht. Die Unterlassung, Prana zu erwähnen, wäre unfair, und ein Werk über Hatha Yoga ohne Beschreibung von Prana ist absurd. Ich werde mich kurz fassen und mich bemühen, nur das Wesentliche des Themas zu beschreiben.

Eingeweihte aller Zeiten und in allen Ländern haben immer – meist geheim vor einigen wenigen Schülern – gelehrt, dass es in der Luft, im Wasser, in der Nahrung, im Sonnenlicht, überall eine Substanz bzw. ein Prinzip gibt, woraus alle Aktivität, Energie, Kraft und Vitalität abgeleitet werden kann. Sie unterschieden sich in den Bezeichnungen und Namen dieser Kraft sowie in den Details ihrer Theorien, aber das Hauptprinzip ist in allen okkulten Lehren und Philosophien zu finden. Seit Jahrhunderten wird dieses Prinzip in den Lehren und Übungen der östlichen Yogis gefunden. Ich habe es vorgezogen, dieses Lebensprinzip mit dem Namen zu bezeichnen, unter dem es bei den hinduistischen Lehrern und Schülern, Gurus und Tschelas bekannt ist. Für diese Zwecke verwende ich das Sanskritwort »Prana«, was »absolute Energie« bedeutet.

Eingeweihte Autoritäten lehren, dass dieses von den Hindus benannte »Prana« das universelle Prinzip von Energie oder Kraft ist. Alle Energie oder Kraft wird von diesem Prinzip abgeleitet oder ist vielmehr eine besondere Form der Manifestation dieses Prinzips. Bei der Betrachtung dieses Themas in unserem Buch betreffen uns diese Theorien nicht. Hier jedoch beschränken wir uns auf das Verstehen von Prana als das Energieprinzip, das in allen lebenden Dingen zu finden ist und das sie von leblosen Dingen unterscheidet. Wir können es als das aktive Prinzip des Lebens betrachten, die Lebenskraft, wenn Sie so wollen. Sie wird in allen Formen des Lebens gefunden, von der Amöbe bis zum Menschen, von der elementarsten Form des Pflanzenlebens bis hin zur höchsten Form des tierischen Lebens. Prana ist alles durchdringend. Es kann in allen Dingen, die Leben besitzen, gefunden werden, und wie die okkulte Philosophie lehrt, ist Leben in allen Dingen, auch in jedem Atom. Die scheinbare Leblosigkeit einiger Dinge ist nur ein geringerer Grad der Manifestation des Lebensprinzips. Wir können ihre Lehren dahingehend verstehen, als Prana überall ist, in allem.

Prana darf nicht mit dem Ego verwechselt werden, jenem »Bisschen« des Göttlichen Geistes in jeder Seele, um das sich Materie und Energie ansammeln. Prana ist nur eine Form der Energie, die das Ego in seiner materiellen Manifestation nutzt. Wenn das Ego den Körper verlässt, reagiert das Prana, das nicht länger unter seiner Kontrolle steht, nur noch auf die Befehle der einzelnen Atome oder Atomgruppen, die den Körper bilden. Wenn sich der Körper auflöst und in seine ursprünglichen Elemente zerfällt, nimmt jedes Atom genügend Prana mit, damit es neue Kombinationen bilden kann. Das ungenutzte Prana kehrt in den großen universellen Speicher zurück, aus dem es kam. Wenn das Ego die Kontrolle hat, besteht Kohäsion und die Atome werden durch den Willen des Ego zusammengehalten.

Prana ist jener Name, mit dem wir das universelle Prinzip bezeichnen, das die Essenz aller Bewegungen, Kräfte oder Energien ist, unabhängig davon, ob sie sich in der Gravitation, der Elektrizität, der Umlaufbahn der Planeten oder allen Formen des Lebens, von der höchsten zur niedrigsten Form, manifestieren. Dieses Prinzip könnte als die Seele der Kraft und Energie in all ihren Formen bezeichnet werden, das in gewisser Weise jene Form der Aktivität bewirkt, die das Leben begleitet. Dieses große Prinzip steckt in allen Formen der Materie und doch ist es keine Materie. Es ist in der Luft enthalten, aber es ist weder die Luft noch einer ihrer chemischen Bestandteile. Es ist in der von uns gegessenen Nahrung und doch ist es nicht dasselbe wie die Nährstoffe in der Nahrung. Es befindet sich im Wasser, das wir trinken, aber es ist keins der chemischen Elemente, deren Kombination Wasser ergibt. Es ist im Sonnenlicht, aber es ist weder die Wärme noch die Lichtstrahlen. Es ist die »Energie« in allen diesen Dingen, diese Dinge fungieren bloß als Träger.

Und der Mensch ist in der Lage, dieses Prinzip aus der Luft, der Nahrung, dem Wasser, den Sonnenstrahlen herauszuziehen und in seinem eigenen Organismus vorteilhaft zu verwenden. Aber verstehen Sie mich nicht falsch. Ich habe nicht die Absicht zu behaupten, dass Prana in diesen Dingen nur dazu dient, vom Menschen benutzt zu werden. Weit gefehlt – das Prana in diesen Dingen erfüllt das große Gesetz der Natur, und die Fähigkeit des Menschen, einen Teil davon zu gewinnen und zu nutzen, ist bloß ein Ereignis. Diese Kraft würde auch existieren, wenn die Menschheit nicht da wäre.

Dieses große Prinzip ist in allen Formen der Materie und doch ist es keine Materie. Es ist in der Luft, ist aber weder Luft noch einer ihrer chemischen Bestandteile. Tierisches und pflanzliches Leben atmet Prana mit der Luft ein – und doch, wenn die Luft kein Prana enthielte, würden alle sterben, obwohl sie mit Luft angefüllt wären. Prana wird vom System zusammen mit dem Sauerstoff aufgenommen und ist dennoch nicht der Sauerstoff. Prana befindet sich in der atmosphärischen Luft, aber es ist genauso anderswo und es dringt auch dort ein, wo die Luft nicht hinkommt. Der Sauerstoff in der Luft spielt bei der Erhaltung des animalischen Lebens eine wichtige Rolle und der Kohlenstoff spielt eine ähnlich wichtige Rolle bei den Pflanzen, aber Prana spielt, von den physiologischen Funktionen abgesehen, seine eigene differenzierte Rolle in der Manifestation des Lebens.

Wir atmen permanent die mit Prana beladene Luft ein und ziehen das Prana kontinuierlich aus der Luft heraus und eignen es uns zu unserem Gebrauch an. Prana kommt in seiner freiesten Form in der atmosphärischen Luft vor, und aus der Luft können wir es viel leichter aufnehmen als aus irgendeiner anderen Quelle. Bei der gewöhnlichen Atmung absorbieren und extrahieren wir eine normale Zufuhr von Prana, aber beim kontrollierten und regulierten Atmen (also bei der yogischen Atmung) sind wir in der Lage, eine größere Menge Prana zu extrahieren. Diese wird im Gehirn und in den Nervenzentren gespeichert, um bei Bedarf verwendet zu werden. Wir können Prana speichern, so wie ein Akku Elektrizität speichern kann.

Viele der Kräfte, die fortgeschrittenen Eingeweihten zugeschriebenen werden, sind weitgehend auf ihrem Wissen um diese Tatsache und ihre intelligente Nutzung dieser gespeicherten Energie zurückzuführen. Die Yogis wissen, dass sie durch bestimmte Formen der Atmung bestimmte Beziehungen zum Prana-Vorrat herstellen und es bei Bedarf beziehen können. Auf diese Weise stärken sie nicht nur alle Teile ihres Körpers, sondern auch das Gehirn erhält aus der gleichen Quelle erhöhte Energie. So können latente Fähigkeiten entwickelt und psychische Kräfte erlangt werden.

Wer die Wissenschaft der bewussten oder unbewussten Speicherung von Prana beherrscht, strahlt oft Lebenskraft und Stärke aus, die von jenen bemerkt wird, die mit ihm in Kontakt kommen. Eine solche Person kann ihre Stärke auf andere übertragen und ihnen mehr Vitalität und Gesundheit verleihen. Das sogenannte »energetische Heilen« wird auf diese Weise ausgeführt, obgleich viele Praktizierende sich über die Quelle ihrer Kraft nicht im Klaren sind. Westliche Wissenschaftler sind sich dieses großen Prinzips, mit dem die Luft geladen ist, nur vage bewusst. Da sie davon keine chemische Spur finden oder es auf einem ihrer Instrumente registrieren können, behandeln sie die östliche Theorie generell mit Geringschätzung. Sie können dieses Prinzip nicht erklären und so leugnen sie es. Immerhin scheinen sie zu erkennen, dass die Luft an bestimmten Orten eine größere Menge an »Etwas« besitzt, und kranke Menschen werden von ihren Ärzten angewiesen, solche Orte aufzusuchen in der Hoffnung, ihre verlorene Gesundheit wiederzugewinnen.

Der Sauerstoff in der Luft wird vom Blut aufgenommen und vom Blutkreislauf genutzt. Das Prana in der Luft wird vom Nervensystem aufgenommen und bei dessen Arbeit verwendet. So wie das mit Sauerstoff angereicherte Blut zu allen Teilen des Systems befördert wird und dort erneuert und aufbaut, so wird das Prana zu allen Stellen des Nervensystems gebracht, was Stärke und Vitalität verleiht. Wenn wir Prana als aktives Prinzip dessen betrachten, was wir »Vitalität« nennen, können wir uns eine viel klarere Vorstellung davon machen, welche wichtige Rolle es in unserem Leben spielt. So wie der Sauerstoff durch die Bedürfnisse des Systems verbraucht wird, wird das vom Nervensystem aufgenommene Prana durch unser Denken, Wollen, Handeln etc. verbraucht, was ein konstantes Wiederauffüllen notwendig macht.

Jeder Gedanke, jede Handlung, jede Willensanstrengung, jede Muskelbewegung braucht eine gewisse Menge an dem, was wir Nervenkraft nennen, was in Wirklichkeit eine Form von Prana ist. Um einen Muskel zu bewegen, sendet das Gehirn einen Impuls über die Nerven, der Muskel zieht sich zusammen und eine gewisse Menge Prana wird aufgewendet. Wenn wir uns daran erinnern, dass der größte Teil des vom Menschen aufgenommenen Prana aus der eingeatmeten Luft kommt, ist die Bedeutung der richtigen Atmung leicht zu verstehen. Es kann festgestellt werden, dass sich die westlichen wissenschaftlichen Theorien mit den Auswirkungen der Sauerstoffaufnahme und deren Verwendung durch den Blutkreislauf beschränken, während die yogische Theorie auch die Absorption von Prana und dessen Manifestationen durch die Kanäle des Nervensystems berücksichtigt. Bevor wir fortfahren, wird es gut sein, einen kurzen Blick auf das Nervensystem zu werfen.

Das Nervensystem des Menschen wird in zwei große Systeme unterteilt, das Gehirn-Rückenmark-System und das sympathische System. Das Gehirn-Rückenmark-System besteht aus dem gesamten Teil des Nervensystems, der sich innerhalb der Schädelhöhle und im Spinalkanal, d. h. in Gehirn und Rückenmark, befindet, sowie aus den Nerven, die davon abzweigen. Dieses System leitet die Funktionen des animalischen Lebens, die als Willenskraft, Empfindungen etc. bekannt sind. Das sympathische Nervensystem umfasst den gesamten Teil des Nervensystems, der sich hauptsächlich in der Brust-, Bauch- und Beckenhöhle befindet und auf die internen Organe verteilt ist. Es hat die Kontrolle über unwillkürliche Prozesse, wie z. B. Ernährung, Wachstum etc.

Das Gehirn-Rückenmark-System wacht über all das Sehen, Hören, Tasten, Schmecken, Fühlen etc. und bringt die Dinge in Bewegung. Es wird vom Ego benutzt, um zu denken, um das Bewusstsein zu manifestieren. Es ist das Instrument, mit dem das Ego mit der äußeren Welt kommuniziert. Dieses System kann mit einem Telefonnetz verglichen werden. Das Gehirn ist die Schaltzentrale, das Rückenmark und die Nerven sind die Kabel und Leitungen. Das Gehirn ist eine große Masse an Nervengewebe und besteht aus drei Teilen, dem Großhirn (Cerebrum), das den oberen, vorderen, mittleren und hinteren Teil des Schädels einnimmt; dem Kleinhirn (Cerebellum), das den unteren und hinteren Teil des Schädels ausfüllt, und der Medulla Oblongata, dem erweiterten Ansatz des Rückenmarks, der vor dem Kleinhirn liegt.

Das Großhirn ist das Organ jenes Teils des Geistes, der sich in intellektueller Handlung manifestiert. Das Kleinhirn reguliert die Bewegungen der willkürlichen Muskeln. Die Medulla Oblongata ist das obere, vergrößerte Ende des Rückenmarks, und von ihm und dem Großhirn zweigen die Hirnnerven ab, die in die verschiedensten Teile des Kopfes, zu den Organen der speziellen Sinne, zu einigen der Brust- und Bauchorgane und zu den Atmungsorganen reichen.

Das Rückenmark füllt den Wirbelkanal im Rückgrat bzw. der Wirbelsäule und ist eine lange Masse an Nervengeweben, die sich an den einzelnen Wirbeln zu Nerven verzweigt, die mit allen Teilen des Körpers kommunizieren. Das Rückgrat ist wie ein großes Telefonkabel und die daraus austretenden Nerven sind wie die privaten Telefonanschlüsse.

Das sympathische Nervensystem besteht aus einer doppelten Kette von Ganglien an der Seite der Wirbelsäule sowie aus verstreuten Ganglien in Kopf, Nacken, Brust und Bauch. Ein Ganglion (oder auch Nervenknoten) ist eine Masse von Nervenmaterial und Nervenzellen. Diese Ganglien sind durch Filamente miteinander verbunden und durch motorische und sensorische Nerven an das Gehirn-Rückenmark-System angeschlossen. Von diesen Ganglien zweigen zahlreiche Fasern zu den Organen des Körpers, Blutgefäßen etc. ab. An verschiedenen Punkten treffen sich die Nerven und formen die sogenannten Plexi. Das sympathische Nervensystem steuert praktisch die unwillkürlichen Prozesse wie Blutkreislauf, Atmung und Verdauung.

Die Macht oder die Kraft, die vom Gehirn über die Nerven in alle Teile des Körpers übertragen wird, wird in der westlichen Wissenschaft als »Nervenkraft« bezeichnet. Die Yogis wissen jedoch, dass es sich um eine Manifestation von Prana handelt. In seiner Geschwindigkeit und im Charakter ähnelt es dem elektrischen Strom. Wir werden noch sehen, dass ohne diese »Nervenkraft« das Herz nicht schlagen, das Blut nicht zirkulieren, die Lunge nicht atmen kann und die verschiedenen Organe nicht funktionieren können. In der Tat kommt die Maschinerie des Körpers ohne diese Nervenkraft zum Stillstand. Ja, mehr noch, selbst das Hirn kann nicht denken, ohne dass Prana präsent ist. Wenn man diese Tatsachen ins Kalkül zieht, muss die Wichtigkeit der Aufnahme von Prana für alle offensichtlich sein, und die Wissenschaft des Atems hat eine noch viel größere Bedeutung als die westliche Wissenschaft.

In einem wichtigen Merkmal des Nervensystems gehen die yogischen Lehren weiter als die westliche Wissenschaft. Ich beziehe mich hier auf das, was die westliche Wissenschaft als »Solarplexus« bezeichnet, also bloß als einen aus einer Reihe bestimmter verflochtener Netze sympathischer Nerven mit ihren Ganglien betrachtet, wie sie in verschiedenen Teilen des Körpers zu finden sind. Die yogische Wissenschaft lehrt, dass der Solarplexus tatsächlich ein höchst wichtiger Teil des Nervensystems, nämlich eine Art Gehirn ist, das eine grundlegende Rolle in der menschlichen Ökonomie spielt. Die westliche Wissenschaft scheint sich allmählich der Anerkennung dieser Tatsache zu nähern, die den Yogis des Ostens seit Jahrhunderten bekannt ist. Einige jüngere westliche Autoren haben den Solarplexus als das »Bauchhirn« bezeichnet.

Der Solarplexus sitzt im epigastrischen Bereich, direkt hinter der Magengrube auf beiden Seiten der Wirbelsäule. Er besteht aus weißer und grauer Gehirnmasse, die der Zusammensetzung der anderen Gehirne des Menschen gleicht. Der Solarplexus kontrolliert die wichtigen inneren Organe des Menschen und spielt eine viel bedeutendere Rolle, als man allgemein annimmt.

Ich werde nicht tiefer auf die yogische Theorie über den Solarplexus eingehen, sondern nur sagen, dass die Yogis ihn als das große zentrale Lagerhaus für Prana kennen. Es ist bekannt, dass Menschen durch einen heftigen Schlag auf den Solarplexus sofort getötet wurden. Preiskämpfer kennen seine Verletzlichkeit und paralysieren ihren Gegner häufig für eine kurze Zeit durch einen Schlag in diese Region.

Aus gutem Grund ist diesem »Gehirn« der Name »Solar« verliehen worden, denn es strahlt Stärke und

Energie in alle Teile des Körpers aus. Sogar das obere Gehirn hängt stark von ihm ab, da es ein Vorratslager für Prana ist. Früher oder später wird die westliche Wissenschaft die wirkliche Funktion des Solarplexus vollständig erkennen und ihm einen weitaus wichtigeren Platz einräumen, als er heute in ihren Lehrbüchern und Lehren einnimmt.

# ≈ 21 ≈

# Pranaübungen

Ich habe Ihnen in den vergangenen Kapiteln dieses Buches dargelegt, wie Prana aus Luft, Nahrung oder Wasser gewonnen werden kann und Ihnen detaillierte Anweisungen fürs Atmen, Essen und den Gebrauch von Flüssigkeiten gegeben. Zu diesem Thema bleibt mir nun kaum noch etwas zu sagen. Aber bevor ich es verlasse, dachte ich mir, dass es gut sei, Ihnen ein wenig von der höheren Theorie und Praxis des Hatha Yoga zu vermitteln, imdem wir uns mit dem Erwerb und der Verteilung von Prana befassen. Ich beziehe mich auf das, was als »rhythmisches Atmen« bezeichnet wird, da es der Schlüssel zu vielen Hatha-Yoga-Übungen ist.

Alles ist in Schwingung. Vom kleinsten Atom bis zur größten Sonne befindet sich alles in einem Schwingungszustand. Nichts in der Natur befindet sich in absoluter Ruhe. Ein einziges Atom ohne Schwingung würde das Universum zerstören. Die universelle Arbeit wird in ununterbrochener Schwingung ausgeführt. Die Energie spielt ununterbrochen mit der Materie und bildet zahllose Formen, aus denen unzählige Varianten entstehen, und doch sind auch diese Formen und Variationen nicht von Dauer. Sie beginnen sich in dem Moment, in dem sie geschaffen werden, zu verändern und aus ihnen werden neue zahllose Formen geboren, die sich wiederum ändern und neue Formen hervorbringen und so weiter und so fort, in einer unendlichen Abfolge. Nichts ist von Dauer in der Welt der Formen und doch ist die große Realität unveränderlich. Formen sind nichts als Erscheinungen – sie kommen und gehen, aber die Wirklichkeit ist ewig und unveränderlich.

Die Atome des menschlichen Körpers befinden sich in ständiger Schwingung. Es gibt immer wieder Veränderungen. In einigen wenigen Monaten gibt es beinahe einen kompletten Austausch der den Körper zusammensetzenden Materie. Und es wird kaum ein einzelnes Atom, das jetzt Bestandteil Ihres Körpers ist, in einigen Monaten noch dort gefunden werden. Schwingungen, konstante Schwingungen. Wandel, dauernder Wandel.

In allen Schwingungen ist ein bestimmter Rhythmus zu finden. Der Rhythmus durchdringt das Universum. Der Lauf der Planeten um die Sonne, Ebbe und Flut des Meeres, das Schlagen des Herzens, das Ansteigen und Sinken der See – sie alle folgen rhythmischen Gesetzen. Die Sonnenstrahlen erreichen uns, der Regen fällt auf uns herab – im Gehorsam gegenüber dem gleichen Gesetz. Alles Wachstum ist nichts als eine Offenbarung dieses Gesetzes. Jede Bewegung ist eine Manifestation des Gesetzes des Rhythmus.

Unsere Körper sind genauso Gegenstand rhythmischer Gesetze wie der Planet in seiner Umlaufbahn um die Sonne. Ein Großteil der esoterischen Seite der yogischen Wissenschaft des Atems basiert auf diesem bekannten Prinzip der Natur. Indem er sich dem Rhythmus des Körpers anpasst, gelingt es dem Yogi, eine große Menge Prana aufzunehmen, über das er dann verfügt, um die von ihm gewünschten Resultate zu erzielen. Wir werden später in größerer Ausführlichkeit darüber sprechen.

Der von Ihnen besetzte Körper ist wie ein kleiner Zulauf, der vom Meer ins Land führt. Obwohl der Körper anscheinend Gegenstand seiner eigenen Gesetze ist, ist er in Wirklichkeit der Ebbe und Flut der Gezeiten des Ozeans unterworfen. Das große Meer des Lebens schwillt an und sinkt, hebt und senkt sich und wir antworten auf seine Schwingungen und seinen Rhythmus. Im normalen Zustand empfangen wir die Schwingung und den Rhythmus des großen Ozeans des Lebens und antworten darauf, aber zuweilen scheint die Mündung des Zulaufs mit Trümmern verstopft zu sein, und wir können den Impuls von Mutter Ozean nicht empfangen und in uns manifestiert sich Disharmonie.

Wir haben sicherlich schon davon gehört, dass eine Note auf einer Violine, wenn sie wiederholt und im Rhythmus erklingt, in Bewegungsschwingungen übergeht, die mit der Zeit eine Brücke zerstören würden. Das gleiche Ergebnis tritt ein, wenn ein Regiment Soldaten eine Brücke überquert – es wird in diesem Fall immer der Befehl »Ohne Tritt, Marsch!« gegeben, damit die Schwingungen nicht die Brücke und damit das Regiment zerstört. Diese Auswirkungen des Effekts rhythmischer Bewegung geben Ihnen eine Vorstellung von der Wirkung rhythmischer Atmung auf den Körper. Das ganze System fängt die Schwingung auf und kommt in Harmonie mit dem Willen, der die rhythmische Bewegung der Lungen bewirkt. In solch einer völligen Harmonie reagiert man bereitwillig auf die Befehle des Willens. Mit dem so eingestimmten Körper hat der Yogi keine Schwierigkeiten, die Durchblutung in irgendeinem Teil des Körpers durch einen Befehl des Willens zu erhöhen. Auf dieselbe Weise kann er einen erhöhten Strom der Nervenkraft zu jedem Teil oder Organ dirigieren und es dadurch stimulieren und stärken.

Auf dieselbe Weise fängt der Yogi durch rhythmisches Atmen »die Schwingung« sozusagen ein und ist in der Lage, eine viel höhere Menge an Prana aufzunehmen und zu kontrollieren. Diese Menge steht dann seinem Willen zur Verfügung. Er kann – und das tut er auch – Prana als Vehikel benutzen, um Gedanken an andere zu senden oder zur Anziehung all derer zu verwenden, die in der gleichen Schwingung verschlüsselt sind. Die Phänomene der Telepathie, Gedankenübertragung, Geistheilung, des Mesmerismus etc. sind Dinge, die den Yogis seit Jahrhunderten bekannt sind und die zur gegenwärtigen Zeit ein großes Interesse in der westlichen Welt hervorrufen. Diese Dinge können stark vergrößert und verstärkt werden, wenn derjenige, der die Gedanken aussendet, dies im Einklang mit der rhythmischen Atmung tut. Rhythmische Atmung erhöht den Wert der mentalen, magnetischen Heilung etc. um mehrere hundert Prozent.

Bei der rhythmischen Atmung ist das Wichtigste, das man sich aneignen muss, die mentale Idee des Rhythmus. Denjenigen, die etwas von Musik verstehen, ist die Idee des gemessenen Zählens vertraut. Anderen der rhythmische Schritt der Soldaten: »Links, rechts, links, rechts, links, rechts. Auch »Eins, zwei, drei, vier, eins, zwei, drei, vier« wird die Vorstellung von Rhythmus fördern.

Der Yogi gründet seine rhythmische Zeit auf eine Einheit, die mit dem Schlag seines Herzens übereinstimmt. Der Herzschlag variiert von Person zu Person, dennoch ist die Einheit des Herzschlags jeder Person das richtige rhythmische Maß für die bestimmte Person in ihrer rhythmischen Atmung. Ermitteln Sie Ihren normalen Herzschlag, indem Sie Ihre Finger über den Puls legen und dann mitzählen: »1, 2, 3, 4, 5, 6 – 1, 2, 3, 4, 5, 6« etc. Machen Sie das so lange, bis der Rhythmus in Ihrem Kopf fest verankert ist. Ein wenig Übung wird den Rhythmus festigen, sodass Sie ihn leicht reproduzieren können. Der Anfänger atmet gewöhnlich in einer Einheit von ca. sechs Pulsschlägen ein, aber durch Übung wird es ihm gelingen, diese Anzahl beträchtlich zu erhöhen.

Die yogische Regel für die rhythmische Atmung lautet, dass die Einheiten für Einatmung und Ausatmung gleich sein sollten, während die Einheiten für das Anhalten des Atems zwischen den Atemvorgängen die Hälfte der Anzahl von Ein- und Ausatmung betragen sollten. Die folgende Übung zur rhythmischen Atmung sollte gründlich beherrscht werden, da sie die Grundlage für zahlreiche andere Übungen darstellt, auf die später noch Bezug genommen wird.

# ÜBUNG

1. Sitzen Sie aufrecht und in einer entspannten Position. Versichern Sie sich, dass Brust, Nacken und Kopf so weit wie möglich in einer geraden Linie sind und ziehen Sie die Schultern leicht zurück. Die Hände ruhen leicht im Schoß. In dieser Haltung wird das Gewicht des Körpers weitgehend von den Rippen getragen und die Position kann leicht gehalten werden. Der Yogi weiß, dass man mit eingezogener Brust und hervorstehendem Bauch nicht den besten Effekt der rhythmischen Atmung erzielen kann.

2. Atmen Sie langsam einen vollständigen Atemzug ein und zählen Sie 6 Pulsschläge.

3. Halten Sie den Atem an und zählen Sie 3 Pulseinheiten.

4. Atmen Sie langsam durch die Nasenlöcher aus und zählen Sie dabei 6 Pulseinheiten.

5. Zählen Sie 3 Pulsschläge zwischen den Atemzügen.

6. Wiederholen Sie dies mehrere Male, aber vermeiden Sie es am Anfang, sich selbst zu ermüden.

7. Wenn Sie bereit sind, die Übung abzuschließen, führen Sie die Reinigungsatmung durch. Er bringt Ihnen Ruhe und reinigt die Lungen.

Nach ein wenig Übung können Sie die Dauer der Ein- und Ausatmung verlängern, bis etwa 15 Pulseinheiten verbraucht sind. Denken Sie bei dieser Steigerung daran, dass die Einheiten für das Anhalten des Atems und die Zwischenatmung die Hälfte der Einheiten für die Ein- und Ausatmung beträgt.

Übertreiben Sie es nicht in Ihren Bemühungen, die Dauer des Atems zu erhöhen, sondern achten Sie so gut wie möglich auf den Erwerb des »Rhythmus«, denn das ist wichtiger als die Länge des Atems. Üben und versuchen Sie so lange, bis Sie den angemessenen »Schwung« der Bewegung erwischen und Sie den Rhythmus der vibrierenden Schwingung beinahe durch den ganzen Körper spüren können. Das braucht etwas Übung und Ausdauer, aber die Freude an Ihrer Verbesserung wird Ihnen die Aufgabe leicht machen. Der Yogi ist ein höchst geduldiger und ausdauernder Mensch und seine großen Errungenschaften sind weitgehend auf den Besitz dieser Qualitäten zurückzuführen.

## DAS ERZEUGEN VON PRANA

Legen Sie sich flach auf den Boden oder aufs Bett, entspannen Sie sich völlig, wobei die Hände leicht über dem Solarplexus aufliegen (über der Magengrube, wo die Rippen sich zu teilen beginnen), und atmen Sie rhythmisch. Nachdem der Rhythmus voll hergestellt ist, wünschen Sie, dass bei jeder Einatmung ein erhöhter Schub an Prana oder Lebensenergie aus dem Universellen Reservoir kommt, der vom Nervensystem aufgenommen und im Solarplexus gespeichert wird. Bei jeder Ausatmung wünschen Sie, dass das Prana oder die Lebensenergie über den ganzen Körper in jedes Organ und jeden Teil verteilt wird. In jeden Muskel, jede Zelle und jedes Atom, in Nerven, Arterien und Venen, von der Oberseite des Kopfes bis zu den Fußsohlen, jeden Nerv belebend, stärkend und stimulierend, jedes Nervenzentrum wieder aufladend, Energie, Kraft und Stärke über das ganze System aussendend. Während Sie den Willen aussenden, versuchen Sie sich ein mentales Bild von einströmendem Prana zu machen, das durch die Lungen hereinkommt und sofort durch den Solarplexus aufgenommen wird. Dass das Prana bei der Ausatmung in alle Teile des Systems geschickt wird, bis hinunter in die Finger- und in die Zehenspitzen. Es ist nicht notwendig, den Willen mit Anstrengung zu gebrauchen. Ordnen Sie einfach an, was Sie herbeiführen möchten, und machen Sie dann daraus das mentale Bild. Das ist alles, was notwendig ist. Ein ruhiges Kommando mithilfe des mentalen Bildes ist weitaus besser als erzwungenes Wollen, das nur unnötig Kraft verschwendet. Die hier beschriebene Übung ist höchst hilfreich, erfrischt und stärkt das Nervensystem großartig und erzeugt ein erholsames Gefühl im ganzen Körper. Diese Übung ist besonders vorteilhaft, wenn man müde ist oder Energiemangel verspürt.

## ÄNDERN DES KREISLAUFS

Legen Sie sich hin oder sitzen Sie aufrecht und atmen Sie rhythmisch. Schicken Sie den Blutstrom mit den Ausatmungen zu jedem gewünschten Körperteil, der an ungenügender Durchblutung leiden könnte. Dies ist bei kalten Füßen oder Kopfschmerzen wirksam. In beiden Fällen wird das Blut nach unten geleitet. Im ersten Fall werden die Füße gewärmt, im zweiten Fall das Gehirn von zu großem Druck befreit. Sie werden oft ein warmes Gefühl in den Beinen verspüren, wenn der Kreislauf sich nach unten bewegt. Der Kreislauf ist weitgehend unter der Kontrolle des Willens und die rhythmische Atmung macht die Aufgabe leichter.

## WIEDERAUFLADEN

Wenn Sie das Gefühl haben, dass Ihre Lebensenergie auf einem niederen Pegel steht und Sie schnell Nachschub brauchen, ist das Folgende die beste Methode:

Platzieren Sie die Füße nebeneinander (Seite an Seite) und verriegeln Sie die Finger beider Hände in einer Ihnen angenehmen Weise. Dies schließt den Kreislauf und verhindert das Austreten von Prana durch die Extremitäten. Dann atmen Sie einige Male rhythmisch und Sie werden die Wirkung des Aufladens spüren.

# STIMULIERUNG DES GEHIRNS

Die Yogis empfinden die folgende Übung als äußerst hilfreich, um die Gehirntätigkeit zu stimulieren und klares Denken und Urteilsvermögen herzustellen. Sie hat einen wunderbaren Effekt bei der Reinigung des Gehirns und des Nervensystems. Diejenigen, die viel geistig arbeiten, werden sie sehr nützlich finden – sowohl in der Hinsicht, dass sie sofort in die Lage versetzt werden, bessere Arbeit zu leisten, als auch als Mittel zur Erfrischung des Gehirns und zur Reinigung dessen nach mühsamer mentaler Arbeit.

Sitzen Sie in einer aufrechten Haltung, die Wirbelsäule ist gerade, die Augen schauen geradeaus, und lassen Sie die Hände auf den Oberschenkeln ruhen. Atmen Sie rhythmisch, aber anstatt durch beide Nasenlöcher zu atmen, wie in den normalen Übungen, schließen Sie das linke Nasenloch fest mit dem Daumen und atmen durch das rechte Nasenloch ein. Dann entfernen Sie den Daumen, schließen das rechte Nasenloch mit dem Finger und atmen durch das linke Nasenloch aus. Dann, ohne die Finger zu verändern, atmen Sie durch das linke Nasenloch ein, wechseln nun die Finger und atmen durch das rechte aus. Nun atmen Sie rechts ein und links aus und so weiter. Wechseln Sie die Nasenlöcher wie gerade beschrieben und schließen Sie das unbenutzte Nasenloch mit Daumen oder Mittelfinger.

Dies ist eine der ältesten Formen der yogischen Atmung. Diese Übung ist sehr wichtig und wertvoll und verdient es, dass man sie sich aneignet. Aber für die Yogis ist es recht amüsant zu wissen, dass der westlichen Welt diese Methode oft als das »ganze Geheimnis« der yogischen Atmung präsentiert wird. In den Köpfen vieler westlicher Leser suggeriert »yogische Atmung« nichts anderes als das Bild eines Hindu, der aufrecht sitzt und die Nasenlöcher im Akt der Atmung wechselt. Nur das und nichts weiter. Ich hoffe, dass dieses Buch die Augen der westlichen Welt für die großen Möglichkeiten der yogischen Atmung und die zahlreichen Methoden ihrer Anwendung öffnet.

# DER GROSSARTIGE PSYCHISCHE YOGA-ATEM

Die Yogis haben eine bevorzugte Form der psychischen Atmung, die sie gelegentlich praktizieren. Dieser Übung wurde eine Sanskritbezeichnung gegeben, die der obigen Überschrift im Allgemeinen entspricht. Ich führe diese Übung zum Schluss an, denn sie verlangt vom Schüler Übung in der Art der rhythmischen Atmung sowie der mentalen Vorstellungskraft, die er nun durch die vorangegangenen Übungen erworben hat. Die allgemeinen Prinzipien des großartigen Atems sind in dem alten hinduistischen Sprichwort »Gesegnet sei der Yogi, der durch seine Knochen atmen kann« zusammengefasst. Diese Übung wird das ganze System mit Prana füllen, und nach dieser Übung werden die Knochen, Muskeln, Nerven, Zellen, Gewebe und Organe des Praktizierenden durch das Prana und den Atemrhythmus energetisiert und angepasst sein. Es ist ein allgemeiner »Hausputz« des Systems, und wer es sorgfältig übt, wird sich fühlen, als hätte er einen neuen Körper bekommen. Frisch geschaffen von der Krone des Kopfes bis hinunter in die Zehenspitzen. Nun lassen wir die Übung für sich selbst sprechen:

1. Liegen Sie in einer entspannten Haltung, mit vollkommener Leichtigkeit.

2. Atmen Sie rhythmisch, bis sich der Rhythmus vollkommen eingestellt hat.

3. Bilden Sie dann, während des Ein- und Ausatmens, das mentale Bild des Atems, wie er durch die Knochen der Beine gezogen und dann durch diese wieder herausgedrückt wird. Dann erfolgt das Gleiche durch die Knochen der Arme, dann durch die Spitze der Schädeldecke, dann durch den Magen, dann durch den Fortpflanzungsbereich, dann als würde sich der Atem entlang der Wirbelsäule auf- und abwärts bewegen, und schließlich als ob der Atem durch jede Pore der Haut ein- und ausgeatmet wird und so den ganzen Körper mit Prana und Leben füllt.

4. Senden die dann (während Sie weiterhin rhythmisch atmen) den Pranastrom zu den sieben Lebenszentren und benutzen Sie wiederum das mentale Bild wie in den vorherigen Übungen:

   1. zur Stirn
   2. zum Hinterkopf
   3. zur Basis des Gehirns
   4. zum Solarplexus
   5. zur sakralen Region (unterer Teil der Wirbelsäule)
   6. zur Nabelregion
   7. zur reproduktiven Region

   Lassen Sie abschließend den Pranastrom hin- und herfegen, von Kopf bis Fuß, mehrere Male.

5. Beenden Sie die Übung mit der Reinigungsatmung.

# ≈ 22 ≈

# Die Wissenschaft der Entspannung

Die Wissenschaft der Entspannung stellt einen wichtigen Teil der Hatha-Yoga-Philosophie dar und viele Yogis haben diesem Zweig viel Aufmerksamkeit und Studium gewidmet. Auf den ersten Blick mag die Idee, den Menschen beizubringen, wie man sich entspannt oder ausruht, lächerlich erscheinen, da jeder wissen sollte, wie man diese einfache Aufgabe erfüllt. Das stimmt – zum Teil. Die Natur lehrt uns, wie wir uns entspannen und ausruhen können. Kinder sind Meister in dieser Wissenschaft. Aber mit zunehmendem Alter haben wir uns viele künstliche Angewohnheiten angeeignet und wir haben es uns gestattet, die ursprünglichen Gewohnheiten der Natur verfallen zu lassen. Und so dürfen die Menschen der westlichen Welt in der heutigen Zeit von den Yogis wohl eine kleine Lehre im Sinne dieses Themas akzeptieren.

Der durchschnittliche Arzt könnte einige sehr interessante Zeugnisse über das Versagen der Menschen ablegen, die ersten Prinzipien der Entspannung zu verstehen. Er weiß, dass ein großer Teil der nervösen Beschwerden der Menschen auf ihre Unwissenheit zum Thema Ruhe zurückzuführen ist. Ruhe und Entspannung sind ganz andere Dinge als Faulenzen und Trägheit etc. Im Gegenteil, diejenigen, die die Wissenschaft der Entspannung beherrschen, sind in der Regel die aktivsten und energiegeladensten Menschen, denn sie verschwenden keine Energie. Bei ihnen sitzt jede Bewegung.

Lassen Sie uns die Frage der Entspannung betrachten und versuchen herauszufinden, was Entspannung bedeutet. Um sie besser zu verstehen, betrachten wir zuerst ihr Gegenteil – die Verkrampfung oder Anspannung. Wenn wir einen Muskel anspannen wollen, um eine Aktion durchzuführen, senden wir einen Impuls vom Gehirn zum Muskel. Es wird ihm eine zusätzliche Portion Prana zugeführt und der Muskel zieht sich zusammen. Das Prana reist über die motorischen Nerven zum Muskel, bewirkt ein Zusammenziehen seiner Enden und löst damit einen Zug auf das Gliedmaß, das wir bewegen wollen, aus und setzt es dadurch in Aktion. Wenn wir unseren Stift in das Tintenfass tauchen wollen, manifestiert sich unser Wunsch in Aktion, indem unser Gehirn einen Strom von Prana an bestimmte Muskeln in unserem Arm, unsere Hand und unsere Finger sendet. Die Muskeln, die sich wiederum zusammenziehen, tragen unseren

Stift zum Tintenfass, tauchen ihn ein und bringen ihn zurück zum Papier. So ist es bei jedem Akt des Körpers, ob bewusst oder unbewusst.

Bei der bewussten Handlung schicken die bewussten Kräfte eine Nachricht zum instinktiven Bewusstsein, das sofort dem Befehl gehorcht und einen Pranastrom zum gewünschten Teil schickt. Bei den unbewussten Bewegungen wartet das instinktive Bewusstsein nicht auf Befehle, sondern kümmert sich selbst um die ganze Arbeit, sei es um die Befehlserteilung oder die Ausführung. Aber jede Handlung, bewusst oder unbewusst, verbraucht eine gewisse Menge Prana, und falls die so verbrauchte Menge jene Menge übersteigt, die das System gewöhnlich speichert, ist das Ergebnis Schwäche und das allgemeine Gefühl des »Verbraucht-Seins«. Die Müdigkeit eines bestimmten Muskels ist etwas anderes und resultiert aus der ungewohnten Arbeit, zu der er angewiesen wurde, und die ungewöhnliche Menge an Prana, die für seine Anspannung dorthin geschickt wurde.

Bisher haben wir nur von der tatsächlichen Bewegung des Körpers gesprochen, die aus der Muskelanspannung entsteht und durch den Pranastrom hervorgerufen wird, der auf den Muskel gerichtet ist. Es gibt noch eine andere Form des Verbrauchs von Prana, was zu Abnutzung und Verschleiß der Muskeln führt, was den meisten von uns nicht so vertraut ist. Sie werden verstehen, was ich meine, wenn ich die Verschwendung von Prana mit der Verschwendung von Wasser vergleiche, das durch das Versäumnis, den Wasserhahn richtig abzustellen, und dessen stundenlanges Tropfen entsteht. Nun, genau das ist es, was viele von uns die ganze Zeit tun. Wir erlauben, dass unser Prana in einem konstanten Strom verrinnt, wodurch es zum Verschleiß und der Abnutzung unserer Muskeln und tatsächlich unseres gesamten Systems kommt, angefangen mit dem Gehirn.

Ihnen ist sicherlich das Axiom aus der Psychologie »Gedanken nehmen Gestalt in der Handlung an« bekannt. Wenn wir etwas tun wollen, ist der erste Impuls, ausgehend vom Gedanken die zur Ausführung der Arbeit notwendige Muskelbewegung zu machen. Wir können dabei jedoch von einem anderen Gedanken gehindert werden, der uns nahelegt, die Handlung zu unterdrücken. Wir können durch Wut entflammt sein und den Wunsch verspüren, die Person zu schlagen, die unsere Wut verursacht. Kaum ist der Gedanke in unserem Kopf geformt, ballen wir die Faust. Aber bevor die Muskeln sich wirklich in Bewegung setzen, veranlasst unser Urteilsvermögen die Aussendung eines unterdrückenden Impulses und der gegenläufige Muskel hält die Aktion des ersten Muskels zurück.

Dies alles geschieht im Bruchteil einer Sekunde. Die doppelte Handlung – Befehl und Gegenbefehl – wird so schnell ausgeführt, dass der Verstand kein Bewegungsgefühl erfassen kann. Dennoch hat der Muskel in der Zeit vom auslösenden bis zum zurückhaltenden Impuls zu zittern begonnen.

Dieses gleiche, nur viel feinere Prinzip verursacht einen leichten Pranastrom zum Muskel und folglich eine leichte Kontraktion des Muskels, wann immer unsere Gedanken zügellos umherschweifen. Daraus resultiert eine dauernde Verschwendung von Prana und eine ständige Abnutzung des Nervensystems und der Muskeln. Viele Menschen mit einem aufgeregten, reizbaren Gefühlsleben halten ihre Nerven ständig in Bewegung und ihre Muskeln verspannen sich durch unkontrollierte, nicht zurückgehaltene mentale Zustände.

Gedanken nehmen durch Handlung Form an. Und eine Person mit dem Temperament und den gerade beschriebenen Gewohnheiten lässt es permanent zu, dass sich Gedanken in Strömen zu den Muskeln manifestieren, worauf sofort ein gegenläufiger Strom folgt. Das Gegenteil ist ein Mensch, der einen ruhigen und kontrollierten Geist besitzt oder sich kultiviert hat. Er wird keine solchen Impulse mit den damit einhergehenden Resultaten haben. Er bewegt sich gut voran und hat alles gut im Griff, denn er erlaubt seinen Gedanken nicht, dass sie mit ihm durchgehen. Er ist der Meister, nicht der Sklave.

Die erregten Gedanken in der Handlung Form annehmen zu lassen, um sie gleich darauf zu unterdrücken, wächst sich häufig zu einer regelmäßigen Gewohnheit aus. Sie wird chronisch und die Nerven und Muskeln der betroffenen Person stehen dauernd unter Anspannung, wodurch ständig die Vitalität oder das Prana des gesamten Systems abfließt. Bei solchen Menschen ist gewöhnlich ein Teil ihrer Muskeln in angespanntem Zustand, was bedeutet, dass ein konstanter, wenn auch nicht notwendigerweise starker Strom von Prana ausgeschüttet wird und die Nerven ununterbrochen in Betrieb sind, um dieses Prana zu transportieren.

Ich erinnere mich an die Geschichte von der alten Frau, die mit der Eisenbahn in die nahe gelegene Stadt fuhr. So selten war das Vergnügen und so aufgeregt war sie, an ihr Ziel zu gelangen, dass sie sich nicht in ihren Sitz lehnen konnte, sondern während der ganzen 25 Kilometer der Reise nach vorne gebeugt auf der Sitzkante saß. Sie versuchte dem Zug mental zu helfen, indem sie ihm einen mentalen Schub in die richtige Richtung gab. Die Gedanken der alten Dame waren so fest auf das Ende der Reise fixiert, dass der Gedanke in der Handlung Form annahm und eine muskulöse Anspannung bewirkte, anstelle der Entspannung, die sie während der Reise hätte genießen können.

Vielen von uns geht es genauso. Wir spannen uns besorgt an, wenn wir zufällig auf einen Gegenstand schauen, und spannen in der einen oder anderen Weise die ganze Zeit eine Vielzahl unserer Muskeln an. Wir ballen unsere Fäuste, runzeln die Stirn, schließen fest unsere Lippen oder beißen uns auf die Lippen, pressen die Kiefer aufeinander oder machen sonst etwas in dieser Richtung. Wir drücken unseren mentalen Zustand in physischer Handlung aus. All das ist Verschwendung. Genauso ist es mit schlechten Gewohnheiten, wie mit den Fingern auf dem Tisch oder den Stuhllehnen zu trommeln, die Daumen zu drehen, mit den Fingern zu wackeln, mit den Zehen auf den Boden zu klopfen, Kaugummi- oder Bleistiftenden zu kauen und zu guter Letzt nervös mit einem Stuhl zu kippeln.

All diese Dinge und viele andere, die zu zahlreich sind, um sie alle zu erwähnen, sind Verschwendung, reine Verschwendung.

Lassen Sie uns nun, da wir etwas über Muskelanspannung verstehen, wieder das Thema der Wissenschaft der Entspannung aufgreifen. In der Entspannung wird praktisch kein Pranastrom ausgegossen. (Es wird immer eine kleine Menge, an die verschiedenen Körperteile geschickt, um einen normalen Zustand aufrechtzuerhalten, aber das ist ein sehr kleiner Strom im Vergleich zu dem, der ausgesandt wird, um einen Muskel zu kontrahieren.) In der Entspannung sind Muskeln und Nerven in Ruhestellung. Das Prana wird gespeichert und konserviert, anstatt in leichtsinnigen Verausgabungen verschleudert zu werden. Entspannung kann bei Kleinkindern und unter den Tieren beobachtet werden. Einige Erwachsene besitzen dieses Vermögen auch, und es ist beachtenswert, dass diese Personen wegen ihrer Ausdauer, Stärke, Energie und Vitalität bekannt sind. Es gibt einen großen Unterschied zwischen Entspannung und »Faulenzen«. Das Erstere ist eine sinnvolle Ruhepause zwischen Arbeitsperioden, die dazu führt, dass die Arbeit besser und mit weniger Aufwand erledigt wird. Letzteres ist das Ergebnis einer mentalen Arbeitsunfähigkeit und der aus dieser Gedankenform resultierenden Handlung (oder Nicht-Handlung.

Der Mensch, der Entspannung und Energieeinsparung versteht, leistet die beste Arbeit. Er verwendet ein Pfund Anstrengung für ein Pfund Arbeit. Er verschwendet oder verschüttet nichts und lässt seine Kraft nicht verrinnen. Der Durchschnittsmensch, der das Gesetz nicht versteht, verbraucht drei bis fünfundzwanzig Mal so viel Energie, wie für seine Arbeit benötigt wird, sei es geistige oder körperliche Arbeit. Falls Sie diese Behauptung anzweifeln sollten, beobachten Sie die Menschen, mit denen Sie in Kontakt kommen, und sehen Sie, wie viel überflüssige oder übertriebene Bewegungen sie machen. Sie haben sich mental nicht gut im Griff und das Ergebnis ist körperliche Verschwendung.

Im Osten, wo die Yoga-Gurus oder -Lehrer Klassen voller Schülern haben, die ihre Anweisungen nicht aus Büchern, sondern durch die Worte ihrer Lehrer erhalten, wird viel Anschauungsunterricht in der Natur und mit Illustrationen gegeben, damit sich im Geiste des Schülers eine Vorstellung mit einem materiellen Gegenstand oder lebenden Dingen verbinden kann.

Wenn die Hatha-Yoga-Gurus die Lektion der Entspannung lehren, lenken sie die Aufmerksamkeit ihrer Schüler auf die Katze oder auf Tiere aus der Katzenfamilie, wobei der Panther oder Leopard in Ländern, wo diese Tiere verbreitet sind, eine bevorzugte Darstellungsform ist. Haben Sie jemals eine Katze in Ruhe gesehen, bei der Erholung? Und haben Sie jemals eine Katze beobachtet, die vor einem Mauseloch lauert? Erinnern Sie sich in letzterem Fall, wie die Katze in einer leichten, anmutigen Haltung kauerte – keine Muskelkontraktion, keine angespannte Haltung. Ein schönes Bild von intensiver Vitalität in Ruhe, aber bereit zur blitzschnellen Handlung. Still und bewegungslos bleibt das Tier. Allem Anschein nach könnte es auch eingeschlafen oder tot sein. Aber warten Sie, bis es sich bewegt! Dann stürzt es blitzschnell nach vorne. Die Ruhe der wartenden Katze, obwohl sie absolut frei von Bewegung oder angespannten Muskeln ist, ist eine lebendige Ruhe, ganz anders als »Faulheit«. Beachten Sie auch die Abwesenheit von zitternden Muskeln, von Nerven am Anschlag, von perlendem Schweiß. Die Maschinerie des Handelns wird durch das Warten nicht beansprucht. Es gibt keine verschwenderische Bewegung oder Spannung, alles ist in Bereitschaft. Wenn der Augenblick der Handlung gekommen ist, saust das Prana in frische Muskeln und ausgeruhte Nerven und die Handlung folgt dem Gedanken wie der Funke von der elektrischen Maschine.

Die Hatha Yogis tun gut daran, die Katzenfamilie als Beispiel von Anmut, Vitalität und Ruhe zu wählen. Tatsächlich kann es keine große Kraft der schnellen und effektiven Aktion geben, wenn die Fähigkeit zur Entspannung nicht auch vorhanden ist. Menschen, die zappeln, sich grämen, leicht aufgebracht sind und hin- und herstapfen, sind nicht diejenigen, die die beste Arbeit verrichten. Sie verausgaben sich, bevor der Zeitpunkt zum Handeln erreicht ist. Der Mensch, auf den man sich verlassen kann, ist derjenige, der Ruhe besitzt, die Fähigkeit sich zu entspannen und auszuruhen. Kein Grund für die »Zappelphilipps« zu verzweifeln: Entspannung und Ruhe können ebenso kultiviert und erworben werden wie andere wünschenswerte »Talente«.

Im nächsten Kapitel werde ich einige einfache Anweisungen für jene geben, die sich ein fundiertes Wissen über die Wissenschaft der Entspannung aneignen möchten.

# ≈ 23 ≈
# Regeln der Entspannung

Gedanken nehmen in der Handlung Gestalt an, und Handlungen reagieren auf den Geist. Diese zwei Wahrheiten gehören zusammen. Das eine ist so wahr wie das andere. Wir haben viel vom Einfluss des Geistes auf den Körper gehört, aber wir dürfen nicht vergessen, dass der Körper oder seine Einstellungen und Motive auf den Geist reagieren und den mentalen Zustand beeinflussen. Bei der Betrachtung der Frage der Entspannung müssen wir uns an diese beiden Wahrheiten erinnern.

Viele der schädlichen und törichten Praktiken und Gewohnheiten der Muskelanspannung werden durch mentale Zustände bewirkt, die in physischer Handlung Form annehmen. Und andererseits wurden viele unserer geistigen Zustände durch Gewohnheiten der körperlichen Nachlässigkeit erzeugt oder gefördert. Wenn wir wütend sind, ist die Emotion geneigt, sich im Ballen unserer Fäuste zu manifestieren. Wenn wir andererseits die Gewohnheit kultivieren, unsere Fäuste zu ballen, die Stirn zu runzeln, die Lippen aufeinanderzupressen und eine finstere Miene zu ziehen etc., werden wir sehr geneigt sein, den Geist in einen solchen Zustand zu versetzen, dass er in den Bann der Wut gerät. Wir alle kennen das Experiment, sich ein Lächeln auf die Lippen und in die Augen zu zwingen und es für eine Weile zu halten, was in der Regel dazu führt, dass man sich nach einigen Minuten »lächelnd« fühlt.

Einer der ersten Schritte zur Verhinderung der schädlichen Praktiken der Muskelanspannung, aus denen die Verschwendung von Prana und der Verschleiß der Nerven resultiert, ist die Kultivierung eines ruhigen und gleichmütigen mentalen Zustands, der erreicht werden kann, auch wenn es anfänglich eine harte Arbeit sein wird. Aber am Ende werden Sie für Ihre Mühen reichlich belohnt werden. Mentale Ausgeglichenheit und Ruhe können durch die Tilgung von Zorn und Sorgen hergestellt werden. Den beiden, Zorn und Sorgen, unterliegt natürlich die Angst. Da wir jedoch eher mit der Vorstellung von Wut und Sorgen als elementaren mentalen Zuständen vertraut sind, werden wir diese behandeln.

Der Yogi trainiert sich von Jugend darauf, diese beiden Emotionen oder ihre Vorboten auszulöschen oder zu hemmen. Das Ergebnis ist, dass er, nachdem er seine vollen Kräfte entwickelt hat, absolut gelassen und klar ist und Kraft und Stärke zeigt. Er erzeugt den gleichen Eindruck, den der Berg, das Meer oder andere Manifestationen verhaltener Kraft vermitteln. In seiner Anwesenheit fühlt man, dass hier tatsächlich große Kraft und Stärke in vollkommener Ruhe liegt. Der Yogi betrachtet Zorn als eine unwürdige Emotion, die bei einem entwickelten Menschen völlig deplatziert ist. Er betrachtet diese Emotionen als eine Art vorübergehenden Wahnsinn und bedauert den Menschen, der seine Selbstkontrolle so weit verliert, dass er in Wut gerät. Der Yogi weiß, dass sie nichts bewirkt und dass sie eine nutzlose Energieverschwendung sowie eine echte Verletzung des Gehirns und des Nervensystems ist. Zudem ist die Wut ein schwächendes Element in der moralischen Natur und im geistigen Wachstum des Menschen. Das bedeutet nicht, dass der Yogi ein schüchternes Wesen ohne »Rückgrat« ist. Im Gegenteil, für ihn existiert die Angst nicht, und seine Ruhe wird instinktiv als Zeichen der Stärke, nicht der Schwäche, empfunden.

Haben Sie schon einmal bemerkt, dass die Menschen mit der größten Stärke fast immer frei von Schimpfereien und Drohungen sind? Das überlassen sie denen, die schwach sind und für stark gehalten werden wollen. Der Yogi hat auch die Sorge aus seinem mentalen Zustand vertrieben. Er hat es gelernt zu erkennen, dass sie eine törichte Energieverschwendung ist, die nichts Gutes bewirkt und immer Schaden anrichtet. Er glaubt an ernsthafte Gedanken, wenn Probleme gelöst müssen oder Hindernisse überwunden werden müssen, aber er lässt sich nie zu Sorge herab. Er betrachtet die Sorge als Energieverschwendung und nutzlose Bewegung und eines entwickelten Menschen ebenfalls unwürdig. Er kennt seine eigene Natur und seine Kräfte zu gut, als dass er sich erlauben würde, sich Sorgen zu machen. Er hat sich selbst allmählich aus diesem Fluch emanzipiert und lehrt seine Schüler, dass die Befreiung von Zorn und Sorge der erste Schritt im praktischen Yoga ist.

Während die Kontrolle von unwürdigen Emotionen der niederen Natur tatsächlich einen Teil der anderen Zweige der yogischen Philosophie bildet, hat sie dennoch eine direkte Auswirkung auf die Frage der Entspannung, und zwar insoweit, als es eine Tatsache ist, dass jemand, der gewohnheitsmäßig frei von Zorn und Sorge ist, auch entsprechend frei von den Hauptursachen unwillkürlicher Muskelanspannung und Nervenbelastung ist.

Die Muskeln eines von Wut besessenen Menschen stehen durch chronische, unwillkürliche Impulse aus dem Gehirn permanent unter Spannung. Auch der in Sorge verstrickte Mensch befindet sich dauernd in einem Zustand der nervlichen Anspannung und Muskelkontraktion. Wer sich von diesen schwächenden Emotionen befreit, befreit sich gleichzeitig vom größeren Teil der Muskelkontraktion, von der wir gesprochen haben. Wenn Sie sich von dieser großen Quelle der Verschwendung befreien, schaffen Sie es, auch die Emotionen loszuwerden, die sie verursachen. Und andererseits wird die Praxis der Entspannung, die darin besteht, einen angespannten Zustand der

Muskeln im täglichen Leben zu vermeiden, auf den Geist zurückwirken und es ihm ermöglichen, seine normale Gelassenheit und Ausgeglichenheit wiederzuerlangen. Dies ist eine Regel, die in beide Richtungen funktioniert.

Eine der ersten Lektionen in der körperlichen Entspannung, die die Hatha Yogis ihren Schülern geben, wird im nächsten Absatz dargestellt. Bevor ich jedoch beginne, möchte ich Ihnen den Grundton der yogischen Praxis der Entspannung einprägen. Er besteht aus zwei Worten: Lass los. Wenn Sie die Bedeutung dieser zwei Worte verinnerlicht haben und in der Lage sind, sie in die tägliche Praxis umzusetzen, haben Sie das Geheimnis der yogischen Theorie und Praxis der Entspannung begriffen.

## EINE BELIEBTE YOGAÜBUNG ZUR ENTSPANNUNG

Legen Sie sich flach auf den Rücken. Entspannen Sie sich so gründlich wie möglich und lassen Sie alle Muskeln los. Dann lassen Sie, immer noch entspannt, Ihren Geist vom Kopf bis zu den Zehen durch den Körper wandern. Dabei werden Sie bemerken, dass bestimmte Muskeln hier und dort noch immer in angespanntem Zustand sind. Lassen Sie sie los. Wenn Sie das gründlich tun – Sie werden sich durch die Übung von Mal zu Mal verbessern –, werden Sie zum Schluss jeden Muskel im Körper entspannt und jeden Nerv beruhigt haben. Bleiben Sie ruhig liegen, nehmen Sie einige tiefe Atemzüge und liegen Sie völlig ruhig und entspannt. Sie können diese Übung variieren, indem Sie sich auf die Seite rollen und sich wieder völlig entspannen. Dann rollen Sie sich auf die andere Seite und entspannen sich erneut vollständig. Dies ist nicht so einfach, wie es beim ersten Lesen erscheint. Bei den ersten Versuchen werden Sie das erkennen. Lassen Sie sich nicht entmutigen. Versuchen Sie es immer wieder, bis Sie den »Dreh« heraushaben. Während Sie entspannt daliegen, stellen Sie sich vor, dass Sie auf einer weichen, flauschigen Couch liegen und dass Ihr Körper und Ihre Gliedmaßen schwer wie Blei sind. Wiederholen Sie langsam mehrere Male die Worte »So schwer wie Blei, so schwer wie Blei«. Gleichzeitig heben Sie die Arme und ziehen aus ihnen das Prana zurück, indem Sie aufhören, die Muskeln zu kontrahieren. Erlauben Sie es ihnen dann, durch ihr eigenes Gewicht zur Seite zu fallen. Das ist für die meisten Menschen beim ersten Versuch eine schwierige Sache. Sie sind nicht in der Lage, ihre Arme durch ihr eigenes Gewicht fallenzulassen, so sehr hat sich die Gewohnheit der unwillkürlichen Muskelanspannung in ihnen verfestigt.

Nachdem Sie diesen Teil der Übung mit den Armen gemeistert haben, versuchen Sie es mit den Beinen: eins nach dem anderen und dann beide zugleich. Lassen Sie sie durch ihr eigenes Gewicht fallen und bleiben Sie vollkommen entspannt. Ruhen Sie sich zwischen den Versuchen aus und strengen Sie sich bei der Übung nicht an, denn es geht darum, sich auszuruhen und Kontrolle über die Muskeln zu erlangen. Heben Sie dann den Kopf und lassen Sie ihn auf die gleiche Weise fallen. Dann liegen Sie still und formen das mentale Bild von der Couch (oder des Bodens), die das ganze Gewicht des Körpers trägt. Sie mögen über diese Vorstellung vielleicht lachen und glauben, dass die Couch Ihr ganzes Gewicht trägt, wann immer Sie liegen. Aber Sie irren sich. Sie werden feststellen, dass Sie sich trotzdem bemühen, einen Teil Ihres Körpers durch das Anspannen einiger Muskeln zu stützen. Sie versuchen, sich selbst zu halten. Hören Sie damit auf und lassen Sie die Couch diese Arbeit für Sie tun. Sie sind genauso töricht, wie es die alte Lady war, die auf der Kante des Zugsitzes saß und versuchte, dem Zug bei der Fahrt zu helfen. Nehmen Sie sich ein schlafendes Kind zum Vorbild. Es lässt sein ganzes Gewicht auf dem Bett aufliegen. Falls Sie daran zweifeln, schauen Sie sich das Bett, in dem das Kind gerade geschlafen hat, an und überzeugen Sie sich anhand der »Beulen« darin. Sie sind der Abdruck des kleinen Körpers.

Für den Fall, dass Sie es schwierig finden, den Kniff dieser vollständigen Entspannung zu erfassen, mag es Ihnen vielleicht helfen, das mentale Bild des Schlaff-Seins anzuwenden. Schlaff wie ein nasses Tuch, schlaff vom Kopf bis zum Fuß – locker und schlaff liegend, ohne jegliche Spur von Steifheit. Ein wenig Übung wird schon bald Wunder bei Ihnen bewirken. Sie werden aus dieser Ruheübung sehr erfrischt hervorgehen und in der Lage sein, Ihre Arbeit gut zu verrichten.

Es gibt eine Reihe weiterer Entspannungsübungen, die von Hatha Yogis gelehrt und praktiziert werden. Die nachfolgenden gehören zu den besten.

# EIN PAAR LOCKERUNGSÜBUNGEN

1. Ziehen Sie alles Prana aus einer Hand zurück, entspannen Sie die Muskeln, sodass die Hand locker am Handgelenk schwingt, scheinbar leblos. Schütteln Sie die Hand vom Handgelenk aus vor und zurück. Dann verfahren Sie mit der anderen Hand in derselben Weise. Dann beide Hände zusammen. Ein wenig Übung wird Ihnen die richtige Vorstellung geben.

2. Diese Übung ist etwas schwieriger als die erste. Sie besteht darin, die Finger schlaff und entspannt zu machen und locker von den Knöcheln schwingen zu lassen. Versuchen Sie es zuerst mit der einen, dann mit der anderen Hand und dann mit beiden.

3. Ziehen Sie alles Prana aus den Armen zurück und lassen Sie sie schlaff und lose an den Seiten herunterplumpsen. Schwingen Sie dann den Körper von einer Seite auf die andere und lassen Sie die Arme aus der Körperdrehung mitschwingen wie leere Mantelärmel, ohne die Arme selbst zu bemühen. Zuerst den einen Arm, dann den anderen und dann beide. Diese Übung kann variiert werden, indem man den Körper auf verschiedene Weisen dreht und die Arme frei schwingen lässt. Sie bekommen die richtige Idee davon, wenn Sie an lose Mantelärmel denken.

4. Entspannen Sie den Unterarm und lassen Sie ihn lose am Ellbogengelenk schwingen. Übertragen Sie eine Bewegung vom Oberarm aus, aber vermeiden Sie das Zusammenziehen der Muskeln des Unterarms. Schütteln Sie den Unterarm schlaff und locker herum. Zuerst den einen, dann den anderen, dann beide.

5. Entspannen Sie einen Fuß völlig und lassen Sie ihn locker aus dem Fußgelenk schwingen. Das erfordert etwas Übung, da die den Fuß bewegenden Muskeln allgemein in einem mehr oder weniger angespannten Zustand sind. Die Füße eines Babys sind locker genug, wenn es sie nicht gebraucht. Zuerst den einen, dann den anderen Fuß und dann beide.

6. Entspannen Sie ein Bein, ziehen Sie alles Prana von ihm zurück und lassen Sie es locker und schlaff am Knie schwingen. Dann schwingen und schütteln Sie es. Erst ein Bein, dann das andere.

7. Stellen Sie sich auf ein Kissen, einen Stuhl oder ein großes Buch und lassen Sie ein Bein aus der Hüfte locker und schlaff schwingen, nachdem Sie es völlig entspannt haben. Zuerst das eine, dann das andere Bein.

8. Heben Sie die Arme gerade über den Kopf und lassen Sie sie dann, indem Sie alles Prana von ihnen zurückziehen, von ihrem eigenen Gewicht zu den Seiten fallen.

9. Heben Sie das Knie nach vorne so hoch, wie Sie können, ziehen Sie das ganze Prana aus ihm heraus und lassen Sie es durch sein eigenes Gewicht herunterfallen.

10. Entspannen Sie den Kopf, lassen Sie ihn nach vorne fallen und schwingen Sie ihn dann durch die Drehung des Körpers herum. Dann lehnen Sie sich in einem Stuhl zurück und lassen ihn nach hinten fallen. Er wird natürlich in jede Richtung fallen, sobald Sie das Prana von ihm zurückziehen. Um die richtige Vorstellung zu erhalten, denken Sie an eine Person, die gerade im Sitzen einschläft. In dem Moment, in dem sie vom Schlaf übermannt

wird, entspannt Sie sich und hört sie auf, die Nackenmuskeln zusammenzuziehen, wodurch der Kopf nach vorne fällt.

11. Entspannen Sie die Muskeln der Schulter und der Brust, wodurch der obere Teil des Brustkorbs locker und schlaff nach vorne fallen kann.

12. Setzen Sie sich in einen Stuhl und entspannen Sie die Muskeln der Taille, wodurch der Oberkörper kippen kann, wie bei einem Kind, das in seinem Stuhl einschläft und allmählich herausfällt.

13. Wer diese Übungen so weit gemeistert hat, der kann, wenn er es für richtig hält, seinen ganzen Körper entspannen. Man beginnt beim Nacken und geht bis hinunter in die Knie, bis man sanft zu einem »Haufen« auf dem Boden zusammensackt.

Dies ist eine wertvolle Errungenschaft für den Fall, dass man ausrutscht oder aus Versehen stürzt. Die Übung der Ganzkörperentspannung trägt viel dazu bei, den Körper vor Verletzung zu schützen. Man kann beobachten, dass sich ein Kleinkind auf diese Weise entspannt, wenn es hinfällt. Es ist von schwereren Stürzen kaum betroffen, bei denen Erwachsene sich ernsthaft stoßen oder sogar Brüche davontragen würden. Das gleiche Phänomen kann bei berauschten Personen beobachtet werden. Sie haben die Kontrolle über ihre Muskeln verloren und befinden sich in einem beinahe vollkommenen Zustand der Entspannung. Wenn sie stürzen, fallen sie wie »ein nasser Sack« zu Boden und erleiden vergleichsweise geringe Verletzungen.

Wiederholen Sie jede dieser Übungen mehrere Male und gehen Sie erst dann zur nächsten Übung weiter. Diese Übungen können beinahe unbegrenzt ausgedehnt und variiert werden, je nach Einfallsreichtum und der Erfindungskraft des Praktizierenden. Machen Sie, wenn Sie wollen, Ihre eigenen Übungen und benutzen Sie die oben genannten als Anregung.

Das Praktizieren von Entspannungsübungen gibt einem ein Bewusstsein der Selbstkontrolle und der Ruhe, was sehr wertvoll ist. Wenn man an die yogische Entspannungstheorie denkt, ist die Vorstellung, die man dabei im Geist tragen sollte, »Stärke in Ruhe«. Diese Entspannungsübungen sind sehr wertvoll, um überlastete Nerven zu beruhigen, und sie sind ein Gegenmittel für sogenannte »muskelgebundenen« Zustände, die sich aus dem Einsatz bestimmter Muskeln bei der täglichen Arbeit oder Übung ergeben. Sie sind eine wertvolle Angewohnheit, mit der man sich nach Belieben ausruhen und so in kürzester Zeit seine Vitalität zurückgewinnen kann.

Die Menschen der östlichen Kulturkreise verstehen die Wissenschaft der Entspannung und setzen sie in ihrem täglichen Leben ein. Sie unternehmen Reisen, vor denen sich ein westlicher Mensch fürchten würde. Nachdem sie viele Kilometer gereist sind, richten sie sich einen Ruheplatz ein und lassen sich darauf niederfallen, wobei sie jeden Muskel entspannen und das Prana aus allen willkürlichen Muskeln zurückziehen. So ruhen sie schlaff und scheinbar leblos vom Kopf bis zum Fuß. Sie geben sich einem Schlummer hin, falls es möglich ist. Wenn das nicht geht, bleiben sie hellwach, mit aktiven und wachsamen Sinnen, ihre Körpermuskeln sind jedoch, wie oben beschrieben, entspannt. Eine Stunde einer solchen Ruhe erfrischt sie genauso, wie ein Nachtschlaf einen durchschnittlichen Menschen erfrischt. Vielleicht sogar mehr. Erfrischt und voller Leben und neuer Energie machen sie sich dann wieder auf den Weg.

Beinahe alle Wandervölker haben sich dieses Wissen angeeignet. Es scheint von den amerikanischen Indianern, den Arabern, den wilden Stämmen Afrikas, genau genommen von allen Völkern in allen Teilen der Welt intuitiv erworben worden zu sein. Der zivilisierte Mensch hat diese Gabe verfallen lassen, denn er hat aufgehört, lange Wege zu Fuß zurückzulegen. Es wäre für ihn jedoch sehr gut, wenn er sich dieses Wissen wieder aneignen und dazu benutzen würde, sich die Müdigkeit und die Nervenerschöpfung des anstrengenden Geschäftslebens, das an die Stelle des alten nomadischen Lebens getreten ist, zu erleichtern.

•

# STRETCHING

Stretching ist eine weitere von den Yogis verwendete Ruhemethode. Auf den ersten Blick scheint es das Gegenteil der Entspannung zu sein, aber es ist wirklich sehr ähnlich, da es die Spannung aus den Muskeln nimmt, die gewohnheitsmäßig angespannt worden sind, um durch sie Prana zu allen Teilen des Systems zu schicken, wodurch der pranische Zustand zum Vorteil aller Teile im Körper ausgeglichen wird. Die Natur zwingt uns zum Gähnen und Strecken, wenn wir müde sind. Lassen Sie uns eine Lehre daraus ziehen und lernen, uns nach Belieben zu strecken, sowohl willkürlich als auch unwillkürlich. Dies ist nicht so einfach, wie Sie sich das vielleicht vorstellen. Sie werden etwas üben müssen, bevor Sie den vollen Nutzen daraus ziehen können.

Nehmen Sie sich die Entspannungsübungen in der Reihenfolge vor, wie sie in diesem Kapitel angegeben werden. Aber anstatt jeden Teil zu entspannen, strecken Sie ihn einfach. Beginnen Sie bei den Füßen und arbeiten Sie sich über die Beine, die Arme bis zum Kopf hinauf. Strecken Sie sich in allen Variationen, verrenken Sie ihre Beine, Füße, Arme, Hände, ihren Kopf und ihren Körper so, wie es Ihnen gefällt und Sie das Gefühl haben, den größten Nutzen daraus zu ziehen. Haben Sie auch keine Angst vor dem Gähnen – es ist einfach eine Form der Dehnung.

Auch beim Dehnen werden Sie natürlich Muskeln anspannen und zusammenziehen, aber die Ruhe und Erleichterung kommt in der anschließenden Entspannung der Muskeln. Denken Sie an die Idee des Loslassens und nicht an die der Muskelanstrengung. Ich tue mich schwer damit, Ihnen Dehnübungen zu präsentieren, denn die Vielzahl der dem Schüler offenstehenden Variationen ist so groß, dass es nicht notwendig sein sollte, sie zu illustrieren. Es ist an dieser Stelle sinnvoller, der mentalen Idee einer guten, erleichternden Dehnung nachzugehen. Die Natur wird Ihnen sagen, was zu tun ist. Hier jedoch eine allgemeine Empfehlung: Stehen Sie mit gespreizten Beinen, die Arme über dem Kopf gestreckt und ebenfalls gespreizt. Dann stellen Sie sich auf die Zehen und strecken sich allmählich nach oben, als würden Sie versuchen, die Decke zu erreichen. Das ist eine ganz einfache Übung, aber sie ist wunderbar erfrischend.

Eine Variation des Streckens kann durch »Schütteln« erreicht werden. Schütteln sie ihren Körper locker und schlaff herum und beziehen Sie dabei so viele Körperteile wie möglich mit ein. Der Neufundländer, der sein Fell schüttelt, wenn er aus dem Wasser steigt, wird Ihnen eine allgemeine Vorstellung dessen geben, was ich meine. Alle diese Entspannungsmethoden werden den Übenden, wenn sie richtig angegangen und ausgeführt werden, mit einem Gefühl von erneuerter Energie und Arbeitslust beschenken. Es ist das gleiche Gefühl, das man nach dem Aufstehen nach einem tiefen, gesunden Schlaf und einer anschließenden Abreibung unter der Dusche erfährt.

## MENTALE ENTSPANNUNGSÜBUNGEN

Vielleicht wäre es gut, noch eine Übung in mentaler Entspannung weiterzugeben, bevor ich dieses Kapitel abschließe. Natürlich wirkt physische Entspannung auf den Geist und beruhigt ihn. Aber mentale Entspannung wirkt auch auf den Körper und beruhigt ihn ebenso. So kann diese Übung vielleicht die Anforderungen derjenigen zufriedenstellen, die auf den vorhergehenden Seiten dieses Kapitels nicht das gefunden haben, was sie brauchen.

Setzen Sie sich in eine leichte und entspannte Position und ziehen Sie den Geist so weit wie möglich von äußeren Objekten und Gedanken zurück, die aktive geistige Anstrengung erfordern. Lassen Sie Ihre Gedanken nach innen fließen und auf dem wahren Selbst ruhen. Stellen Sie sich vor, dass Sie vom Körper unabhängig und in der Lage sind, ihn zu verlassen, ohne Ihre Individualität zu beeinträchtigen. Sie werden nach und nach das Gefühl von seliger Ruhe, Zufriedenheit und Stille erfahren. Die Aufmerksamkeit muss vom physischen Körper völlig zurückgezogen und gänzlich auf das höhere Ich zentriert werden, welches in Wirklichkeit Sie sind.

Denken Sie an die weiten Welten um uns herum, die Millionen von Sonnen, jede von ihnen umgeben mit einer Gruppe von Planeten, die wie unsere Erde sind – nur in einigen Fällen viel größer. Machen Sie sich eine Vorstellung von der Unermesslichkeit von Raum und Zeit. Betrachten Sie das Ausmaß des Lebens in all seinen Formen in all diesen Welten, und erkennen Sie dann die Position der Erde und Ihrer selbst. Wir sind bloß wie ein Insekt auf einem Fleckchen Erde. Erheben Sie sich nun in Ihren Gedanken und erkennen Sie, dass Sie, obwohl nur ein Atom von diesem mächtigen Ganzen, immer noch ein

Stück des Lebens selbst sind, ein Partikelchen des Geistes. Dass Sie unsterblich, ewig und unzerstörbar sind. Dass Sie ein notwendiger Teil des Ganzen sind; ein Teil, ohne den das Ganze nicht auskommt; ein Mosaiksteinchen, das in die Struktur des Ganzen passt. Erkennen Sie sich selbst als in Berührung mit dem ganzen Leben. Fühlen Sie, wie das Leben des Ganzen durch Sie hindurchpulsiert. Der ganze Ozean des Lebens schaukelt Sie in seinem Schoß.

Und dann erwachen Sie und kehren in Ihr physisches Leben zurück. Sie werden feststellen, dass Ihr Körper erfrischt wurde und Ihr Geist ruhig und stark ist. Sie verspüren die Neigung, dieses Stück Arbeit fertig zu machen, das Sie so lange aufgeschoben haben. Sie haben von der Reise in die höheren Regionen Ihres Geistes profitiert und sind gestärkt worden.

## EIN MOMENT DER RUHE

Eine beliebte yogische Methode, den alltäglichen Aufgaben einen Moment der Ruhe zu entlocken, sich »im Vorbeiflug« auszuruhen, wie es einer meiner jungen Freunde neulich ausdrückte, ist folgende:

Stehen Sie aufrecht, den Kopf erhoben und die Schultern zurück. Die Arme hängen lose an Ihrer Seite. Heben Sie dann die Fersen langsam vom Boden ab und verlagern Sie Ihr Gewicht auf die Fußballen. Zur gleichen Zeit heben Sie langsam Ihre Arme seitlich an, bis sie wie die Flügel eines Adlers neben Ihren Schultern ausgebreitet sind. Sowie sich Ihr Gewicht auf Ihre Fußballen verlagert, nehmen Sie einen tiefen Atemzug. Mit den ausgebreiteten Armen werden Sie sich fühlen, als würden Sie fliegen. Lassen Sie nun den Atem langsam entweichen und sinken Sie langsam auf Ihre Fersen, die Arme gehen dabei in ihre Ausgangsposition zurück. Wiederholen Sie dies, wenn Ihnen das Gefühl gefällt. Das Aufstehen und Ausstrecken der Arme wird ein Gefühl von Auftrieb und Freiheit vermitteln, das man erlebt haben muss, um es zu realisieren.

# ≈ 24 ≈
# Der Nutzen körperlicher Bewegung

In seinem ursprünglichen Zustand musste der Mensch nicht in körperlicher Bewegung unterrichtet werden, genauso wenig brauchen dies Kinder oder Jugendliche mit normalen Neigungen. Der ursprüngliche Lebenszustand des Menschen bescherte ihm eine Fülle unterschiedlicher Aktivitäten im Freien und damit die besten Voraussetzungen für Bewegung. Er war gezwungen, seine Nahrung zu suchen, sie zuzubereiten, seine Ernte einzubringen, seine Häuser zu bauen und Brennstoff zu sammeln. Er musste 1001 Dinge tun, die notwendig waren, um in einfachem Komfort zu leben. Aber als der Mensch anfing, sich zu zivilisieren, begann er auch gewisse Aufgaben an andere zu delegieren und sich auf eine Reihe Tätigkeiten zu beschränken. Heute verrichten viele von uns praktisch keinerlei körperliche Arbeit, während andere nichts anderes tun als harte körperliche Arbeit mit begrenztem Spielraum. Beide führen ein unnatürliches Leben.

Körperliche Arbeit ohne mentale Aktivität schmälert das Leben des Menschen, und geistige Arbeit ohne irgendeine Art körperlicher Aktivität schmälert das Leben des Menschen ebenso. Die Natur verlangt eine Aufrechterhaltung des Gleichgewichts – die Einhaltung des goldenen Mittelwegs. Das natürliche, normale Leben verlangt den Gebrauch aller Kräfte des Menschen, geistiger und körperlicher Art. Der Mensch, der sein Leben so zu regulieren vermag, dass er sowohl geistige als auch körperliche Bewegung bekommt, ist prädestiniert dafür, am gesündesten und glücklichsten zu sein. Kinder erhalten die notwendige Bewegung beim Spielen und der natürliche Instinkt des Kindes bewirkt, dass es sich bei Spiel und Sport auslebt. Schlaue Menschen wechseln ihre geistige Arbeit und den sitzenden Lebensstil mit Sport und Spiel ab. Der Erfolg, den Golf und gleichartige Spiele aufweisen, zeigt, dass der alte, natürliche Instinkt des Menschen nicht tot ist.

Die Yogis sind der Ansicht, dass der Instinkt zu spielen, das Gefühl, dass Bewegung notwendig ist, nichts anderes ist als der Instinkt, der den Menschen dazu bewegt, sich angenehme Beschäftigungen zu suchen. Dies ist der Ruf der Natur zur Aktivität, zu verschiedenartiger Aktivität. Der normale, gesunde Körper ist ein Körper, der in allen seinen Teilen gleich gut genährt ist. Aber kein Teil ist gut genährt, wenn er nicht benutzt wird. Ein ungenutzter Teil bekommt weniger als die normale Menge an Nahrung und wird so mit der Zeit geschwächt. Die Natur hat den Menschen mit Bewegung für jeden Muskel und für jedes Körperteil ausgestattet, die bei natürlicher Arbeit und Spiel zur Anwendung kommen. Mit natürlicher Arbeit meine ich nicht die Arbeit, die durch eine bestimmte Form der körperlichen Arbeit einhergeht, denn ein Mensch, der nur einem bestimmten Handwerk nachgeht, belastet auch nur bestimmte Muskeln und läuft Gefahr, ein »Muskelprotz« zu werden. Er braucht genauso viel Bewegung wie der Mensch, der den ganzen Tag an seinem Schreibtisch sitzt, obwohl der Handwerker gewöhnlich den Vorteil hat, mehr im Freien zu sein.

Ich sehe die modernen Methoden der »Körperkultur« als einen sehr dürftigen Ersatz für die Arbeit und das Spiel im Freien. Diese Personen haben kein Interesse daran und der Geist wird nicht gefordert, wie es bei der Arbeit oder beim Spiel der Fall ist. Trotzdem ist alles, was der Bewegung dient, besser als nichts. Ich protestiere jedoch gegen jene Form der Körperkultur, die die reine Vergrößerung der Muskeln und die Darbietung der Leistungen der »starken Männer« zum Ziel hat. All das ist unnatürlich. Das perfekte System der Körperkultur ist jenes, das eine gleichmäßige Entwicklung des ganzen Körpers, den Einsatz aller Muskeln und die Ernährung aller Körperteile bewirkt – und vor allem so viel Lust auf die Durchführung macht, die im besten Fall im Freien stattfindet.

Durch die Arbeit, die die Yogis in ihrem täglichen Leben verrichten, sind sie viel in Bewegung. Sie machen auch lange Spaziergänge durch die Wälder (wenn sie in der Nähe von Wäldern sind, und das sind sie meistens, denn sie bevorzugen das Bergland und halten sich so weit wie möglich von den Ebenen und großen Städten fern) und über die Hügel. Aber sie kennen auch eine Anzahl sanfter Übungen, mit denen sie ihre Stunden der Meditation und des Studiums variieren. Bei diesen Übungen gibt es nichts Ungewöhnliches oder Neues, sie haben eine starke Ähnlichkeit mit den im Westen beliebten Gymnastikübungen. Der wesentliche und wichtige Unterschied liegt jedoch darin, dass sie den Geist in Verbindung mit den Körperbewegungen einsetzen. Genauso wie das Interesse an Arbeit und Spiel den Geist involviert, erlaubt der Yogi seiner Übung, den Geist einzusetzen. Er ist an den Übungen interessiert und sendet durch die Willensanstrengung einen verstärkten Fluss von Prana zu dem in Bewegung gebrachten Teil. So erhält er einen vielfachen Nutzen, und ein paar Minuten Übung tun ihm so gut, wie die zehnfache Menge, wenn sie auf die übliche gleichgültige, desinteressierte Weise durchgeführt wird.

Dieser »Kniff«, den Geist zum gewünschten Teil zu schicken, ist leicht zu erwerben. Alles, was dazu nötig ist, ist das Anerkennen der Tatsache, dass es möglich ist, und so den unterbewussten Widerstand, der durch Zweifel entsteht, beiseitezuschieben. Dann befehlen Sie dem Bewusstsein einfach, einen Schub Prana zu einem Teil zu schicken und dort die Zirkulation zu erhöhen. Das Bewusstsein tut dies bis zu einem gewissen Ausmaß unwillkürlich, und zwar in dem Augenblick, wo die Aufmerksamkeit auf einen Teil des Körpers gerichtet ist. Durch die Anstrengung des Willens wird die Wirkung stark erhöht. Um den Willen auf diese Weise zu steuern, ist es nicht notwendig, die Augenbrauen zusammenzuziehen, die Fäuste zu ballen oder eine heftige körperliche Anstrengung zu unternehmen. Tatsächlich ist es der einfachste Weg, das gewünschte Ergebnis zu erreichen, zuversichtlich zu erwarten, dass das, was man sich wünscht, auch geschehen wird. Diese »zuversichtliche Erwartung« wirkt praktisch wie ein starkes und positives Willenskommando. Bringen Sie es in Aktion und die Sache ist erledigt.

Wenn Sie zum Beispiel eine erhöhte Menge Prana in den Unterarm schicken und die Durchblutung in diesem Teil erhöhen wollen, um so die Nährstoffversorgung zu steigern, beugen Sie einfach den Arm und strecken ihn langsam wieder, wobei sich Ihr Blick oder die Aufmerksamkeit auf den Unterarm richtet und der Gedanke an das gewünschte Resultat festgehalten wird. Tun Sie dies mehrmals und Sie werden das Gefühl haben, dass der Unterarm gut trainiert wurde, obwohl Sie keine heftigen Bewegungen gemacht und keine Geräte benutzt haben. Probieren Sie diese Methode an verschiedenen Körperteilen aus, indem Sie einige Muskelbewegungen machen, um die Aufmerksamkeit dorthin zu richten, und bald werden Sie den Dreh raushaben, dies auch bei jeder gewöhnlichen, einfachen Übung beinahe automatisch zu tun. Kurzum, wenn Sie trainieren, erkennen Sie bewusst, was Sie tun und warum Sie es tun – und Sie werden das Ziel erreichen. Bringen Sie Leben und Interesse in Ihre Übungen und vermeiden Sie lustloses, mechanisches Üben, wie es leider in den Fitnessstudios verbreitet ist. Bringen Sie etwas Spaß hinein und genießen Sie die Übungen. Auf diese Weise ist es vorteilhaft für Geist und Körper und Sie werden Ihre Übungen mit einem prächtigen Strahlen und einer Begeisterung beenden, wie Sie es schon lange nicht mehr erlebt haben.

In unserem nächsten Kapitel gebe ich Ihnen ein paar einfache Übungen, die Ihnen, wenn Sie sie befolgen, alle notwendigen Bewegungen vermitteln, mit denen Sie Ihren ganzen Körper trainieren, jedes Teil miteinbeziehen und jedes Organ stärken können. Dadurch wird sich ihr Körper nicht nur gut entwickeln, sondern Sie werden auch gerade und aufrecht stehen wie einen Indianer und so geschmeidig und bewegungsschnell sein wie einen Sportler. Diese Übungen sind zum Teil aus einigen der östlichen Bewegungslehren entnommen und für den westlichen Gebrauch adaptiert worden. Sie wurden mit einer Reihe an Bewegungen kombiniert, die auch den Gefallen der Ausbilder der Armeen in Europa und Amerika gefunden haben. Diese Verantwortlichen für körperliche Ausbildung in der Armee haben die östlichen Bewegungen studiert und sie so übernommen, wie es ihrem Zweck entsprach. Es ist ihnen gelungen, eine Reihe von Bewegungen zu entwickeln, die zwar sehr einfach und leicht in ein paar Minuten durchgeführt werden können, jedoch genauso viel für den Menschen erreichen wie viele aufwendige Kurse und Systeme, die man für viel Geld kaufen kann. Lassen Sie sich durch die Einfachheit und Kürze dieses Systems nicht dazu verleiten, es zu unterschätzen. Es ist genau das, wonach Sie Ausschau gehalten haben – ohne jedoch all die unnötigen Funktionen. Probieren Sie diese Übungen eine Weile aus, bevor Sie sich ein Urteil darüber bilden. Sie werden Sie praktisch körperlich »erneuern«, wenn Sie sich die Zeit nehmen und die Mühe nicht scheuen, sie in eine gewissenhafte Praxis umzusetzen.

# ≈ 25 ≈
# Einige yogische Körperübungen

Bevor ich Ihnen etwas über diese Übungen erzähle, möchte ich Ihnen noch einmal nachdrücklich sagen, dass diese Übungen ohne wirkliches Interesse daran ihre Wirkung verfehlen. Sie müssen es schaffen, sich für Ihre Übungen zu interessieren und etwas Bewusstsein in sie »hineinzuwerfen«. Sie müssen lernen, diese Arbeit zu lieben, und daran denken, was all das für Sie bedeutet. Wenn Sie diesen Ratschlag befolgen, werden Sie einen vielfachen Nutzen aus dieser Arbeit ziehen.

## DIE STANDPOSITION

Jede Übung muss mit einer natürlichen Standposition begonnen werden, d. h. die Fersen beisammen, Kopf aufrecht, Augen geradeaus, Schultern zurück, Brustkorb ausgedehnt, Bauch ein wenig eingezogen, die Arme an den Seiten.

## ÜBUNG 1

1. Strecken Sie die Arme auf Höhe der Schultern gerade vor sich aus, die Handflächen berühren einander.

2. Schwingen Sie die Hände zurück, bis die Arme seitwärts gerade ausgestreckt sind, oder auch ein bisschen weiter zurück, falls das

leicht und ohne Zwang geht. Kehren Sie zügig zur Ausgangslage zurück und wiederholen Sie diese Bewegung mehrere Male. Die Arme sollten in einer schnellen Bewegung geschwungen werden, mit Elan und Energie. Schlafen Sie bei dieser Übung nicht ein, spielen Sie vielmehr! Diese Übung ist sehr förderlich zur Entwicklung des Brustkorbs, der Schultermuskeln usw. Sie können die Übung dadurch optimieren, dass Sie sich während des Zurückschwingens der Hände auf die Zehenspitzen erheben und auf die Fersen absinken, wenn Sie die Arme wieder nach vorne führen. Die wiederholten Bewegungen sollten rhythmisch sein, vor und zurück, wie das Schwingen eines schnellen Pendels.

## ÜBUNG 2

1. Strecken Sie die Arme in Schulterhöhe seitlich aus, die Hände sind geöffnet.

2. Mit den so ausgestreckten Armen schwingen Sie die Hände in kleinen Kreisen, die nicht zu weit sein dürfen. Halten Sie die Arme dabei so weit wie möglich nach hinten und achten Sie beim Kreisen darauf, dass sie nicht vor die Brustlinie kommen. Machen Sie ca. 12 Kreiselbewegungen. Diese Übung wird optimiert, wenn Sie (gemäß der yogischen Praxis) einen vollen Atemzug einatmen und die Luft während mehrerer Kreisbewegungen anhalten.

Diese Übung entwickelt den Brustkorb, die Schultern und den Rücken. Geben Sie etwas Leben hinein und zeigen Sie Interesse an dem, was Sie tun.

## ÜBUNG 3

1. Strecken Sie die Arme gerade vor sich aus, sodass die Handflächen nach oben zeigen und die kleinen Finger sich berühren.

2. Bringen Sie dann die Hände in einer kreisförmigen Bewegung nach oben (die kleinen Finger bleiben in Kontakt), bis die Fingerspitzen beider Hände die Oberseite des Kopfes hinter der Stirn berühren. Die Fingerrücken berühren sich, die Ellbogen schwingen nach außen. Wenn die Finger mit dem Daumen nach hinten zeigend den Kopf berühren, zeigen die Ellbogen gerade seitwärts.

3. Lassen Sie die Finger einen Moment auf der Oberseite des Kopfes ruhen. Drücken Sie dann die Ellbogen nach hinten (was die Schultern nach hinten drückt) und strecken Sie die Arme in einer schrägen Bewegung nach hinten und unten, bis sie die Seiten ausgesteckt erreichen, wie in der Standposition.

## ÜBUNG 4

1. Strecken Sie die Arme in Höhe der Schultern seitlich aus.

2. Während die Oberarme so bleiben, beugen Sie die Unterarme und bringen sie in einer kreisförmigen Bewegung nach oben, bis die Spitzen der gestreckten Finger leicht die Schultern berühren.

3. Die Finger auf den Schultern ruhend bringen Sie die Ellbogen nach vorne, bis sie sich berühren. Mit ein wenig Übung wird Ihnen das gelingen.

4. Die Finger immer noch auf den Schultern schwingen Sie nun die Ellbogen so weit zurück, wie Sie können. Mit ein wenig Übung werden Sie die Ellbogen viel weiter nach hinten bringen als beim ersten Versuch.

5. Schwingen Sie die Ellbogen mehrmals nach vorne und dann wieder nach hinten.

## ÜBUNG 5

1. Legen Sie die Hände auf die Hüften, Daumen nach hinten, Ellbogen nach hinten gedrückt.

2. Beugen Sie den Körper aus den Hüften nach vorne, so weit wie möglich, wobei die Brust herausgedrückt und die Schultern nach hinten gedrückt werden.

3. Heben Sie den Körper in die ursprüngliche Standposition (die Hände sind immer noch an den Hüften) und beugen Sie sich dann nach hinten. Bei diesen Bewegungen sollten die Knie nicht gebeugt sein und die Bewegungen sollten langsam und sanft ausgeführt werden.

4. Dann (die Hände nach wie vor an den Hüften) beugen Sie sich sanft nach rechts. Die Fersen sind fest am Boden, die Knie gestreckt. Vermeiden Sie es, den Körper zu verdrehen.

5. Kehren Sie in die Ausgangsstellung zurück und beugen Sie den Körper sanft nach links. Beachten Sie die gleichen Vorsichtsmaßnahmen wie vorher.

6. Mit den Händen in der gleichen Position an den Hüften schwingen Sie abschließend den oberen Teil Ihres Körpers in einem Kreis von der Taille aufwärts, wobei der Kopf dabei natürlich den weitesten Kreis beschreibt. Sie bewegen weder die Füße noch beugen Sie die Knie.

   Diese Übung ist etwas ermüdend, und Sie sollten darauf achten, dass Sie es am Anfang nicht übertreiben. Fahren Sie allmählich fort.

## ÜBUNG 6

1. Stehen Sie aufrecht, die Arme gerade über dem Kopf nach oben gestreckt, die Handflächen nach vorne gerichtet, sodass sich die Daumen berühren.

2. Beugen Sie sich nun, ohne die Knie zu beugen, aus der Hüfte heraus nach vorne und versuchen Sie mit den ausgestreckten Fingern den Boden zu berühren. Falls es Ihnen am Anfang nicht gelingt, versuchen Sie es so gut wie möglich – nach einer Weile werden Sie diese Übung ordentlich ausführen können. Denken Sie daran, dass weder die Arme noch die Knie gebeugt sein dürfen.

3. Richten Sie sich auf und wiederholen Sie diese Übung mehrere Male.

## ÜBUNG 7

1. Stehen Sie aufrecht, die Hände an den Hüften. Erheben Sie sich in einer Art federnder Bewegung mehrmals auf die Fußballen. Halten Sie dann auf den Zehenspitzen stehend einen Moment inne und lassen Sie dann die Fersen auf den Boden zurücksinken. Wiederholen Sie das wie angegeben. Halten Sie die Knie gestreckt und die Fersen zusammen. Diese Übung ist besonders zur Entwicklung der Waden geeignet, und bei den ersten Versuchen werden diese vielleicht schmerzen. Falls Ihre Waden nicht gut entwickelt sind, ist das Ihre Übung.

2. Mit den Händen immer noch an den Hüften platzieren Sie Ihre Füße nun etwa hüftbreit auseinander und senken Ihren Körper in eine »hockende« Position ab. Halten Sie einen Moment inne und nehmen Sie dann die Ausgangsstellung wieder ein. Wiederholen Sie dies mehrmals, aber zunächst nicht zu oft, da die Oberschenkel am Anfang etwas schmerzen können. Diese Übung verhilft zu gut entwickelten Oberschenkeln. Die letzte Bewegung kann gesteigert werden, indem man das Gewicht beim Absenken auf die Zehenballen anstatt auf die Fersen verlagert.

## ÜBUNG 8

1. Stehen Sie aufrecht, Hände auf den Hüften.

2. Halten Sie das Knie gerade, schwingen Sie das rechte Bein ca. fünfzehn Zentimeter nach vorne (halten Sie die Zehen dabei ein wenig nach außen gedreht, und die Sohle flach) – dann wieder

nach hinten, bis die Zehen gerade zum Boden zeigen. Das Knie bleibt dabei die ganze Zeit gestreckt.

3. Wiederholen Sie das Zurück- und Vorschwingen mehrere Male.

4. Führen Sie die Übung dann mit dem linken Bein durch.

5. Heben Sie anschließend (die Hände sind immer noch an den Hüften) das rechte Bein und beugen Sie das Knie, bis sich der Oberschenkel gerade vor Ihrem Körper befindet. Falls Sie ihn noch etwas höher anheben können, tun Sie das.

6. Stellen Sie den Fuß wieder auf den Boden und wiederholen Sie das Ganze mit dem linken Bein.

7. Wiederholen Sie dies mehrere Male, die Beine immer abwechselnd. Machen Sie die Bewegungen anfangs langsam und erhöhen Sie die Geschwindigkeit allmählich, bis Sie einen langsamen Trab ausführen, ohne sich jedoch von der Stelle zu bewegen.

## ÜBUNG 9

1. Stehen Sie aufrecht, die Arme gerade auf Schulterhöhe vor sich ausgestreckt. Die Handflächen zeigen nach unten, die Finger sind ausgestreckt, die Daumen befinden sich unter den Handflächen und berühren sich.

2. Beugen Sie den Körper aus der Hüfte so weit wie möglich nach vorn. Schwingen Sie gleichzeitig die Arme in einer schwungvollen Bewegung nach vorn, dann hinunter, nach hinten und aufwärts

zum Rücken, sodass, wenn der Körper die Grenze des Vorbeugens erreicht hat, die Arme nach hinten und über dem Körper ausgestreckt sind. Die Arme bleiben dabei gestreckt und auch die Knie dürfen nicht gebeugt werden.

3. Kehren Sie in die Standposition zurück und wiederholen Sie das Ganze mehrmals.

## ÜBUNG 10

1. Strecken Sie die Arme seitwärts in Schulterhöhe aus und halten Sie sie dort getreckt mit offenen Händen.

2. Schließen Sie die Hände kraftvoll in einer schnellen Bewegung und pressen Sie die Finger gut in die Handflächen.

3. Öffnen Sie die Hände kraftvoll und schnell und spreizen Sie die Finger fächerförmig so weit wie möglich.

4. Schließen und öffnen Sie die Hände wie vorher angegeben so schnell wie möglich mehrere Male. Bringen Sie etwas Leben in die Übung. Dies ist eine hervorragende Übung zur Entwicklung der Handmuskeln und zur Erlangung manueller Geschicklichkeit.

## ÜBUNG 11

1. Legen Sie sich auf den Bauch, strecken Sie die Arme über ihrem Kopf aus und heben Sie den Oberkörper leicht an. Die Beine sind voll ausgestreckt und werden nach hinten und oben

angehoben. Die richtige Position können Sie sich vorstellen wie ein umgedrehtes Uhrglas oder eine Untertasse, die in der Mitte auf dem Tisch ruht, mit beiden Enden nach oben zeigend.

2. Heben und senken Sie die Arme und Beine mehrere Male.

3. Drehen Sie sich dann auf den Rücken und liegen Sie in voller Länge ausgestreckt. Die Arme sind über dem Kopf gerade ausgestreckt, die Handrücken berühren den Boden.

4. Dann heben Sie aus der Hüfte Ihre Beine an, bis sie gerade in der Luft stehen, wie der Mast eines Schiffes. Der Oberkörper und die Arme verbleiben in der vorherigen Position. Heben und senken Sie die Beine mehrere Male.

5. Liegen Sie wieder flach auf dem Rücken, die Arme sind gerade nach hinten ausgestreckt, die Handrücken auf dem Boden.

6. Heben Sie jetzt Ihren Oberkörper allmählich in die Sitzposition, wobei die Arme gerade nach vorne zeigen. Lassen Sie sich wieder in die liegende Position zurücksinken und wiederholen Sie dieses Heben und Senken mehrere Male.

7. Drehen Sie sich abschließend wieder auf den Bauch und nehmen Sie folgende Stellung ein: Halten Sie Ihren Körper von Kopf bis Fuß angespannt und machen Sie einen Liegestütz. Heben Sie Ihren Körper, bis sein Gewicht auf den Handflächen ruht und am anderen Ende auf den Zehen. Dann beugen Sie die Arme langsam am Ellbogen, wobei die Brust auf den Boden sinkt. Heben Sie nun Brust und Oberkörper an, indem Sie die Arme durchstrecken, sodass das Gewicht wieder auf den Armen ruht. Die Zehen

spielen dabei die Rolle des Drehpunkts. Diese letzte ist eine schwierige Bewegung und sollte zu Beginn nicht übertrieben werden.

## ÜBUNG ZUR VERKLEINERUNG EINES GROSSEN BAUCHS

Die Übung ist für diejenigen gedacht, die mit einem zu großen Bauch (Abdomen) zu kämpfen haben, der durch zu viel Fettansammlung verursacht wird. Bei einer vernünftigen Durchführung dieser Übung kann der Bauch beträchtlich verkleinert werden. Aber denken Sie immer an »Bescheidenheit in allen Dingen«, übertreiben Sie es nicht und seien Sie nicht zu sehr in Eile. Hier ist die Übung:

1. Atmen Sie aus. Atmen Sie die ganze Luft aus den Lungen aus, ohne sich dabei zu stark anzustrengen. Ziehen Sie dann den Bauch so weit nach innen, wie Sie nur können. Halten Sie einen Moment inne, dann lassen Sie ihn wieder in seine ursprüngliche Position. Wiederholen Sie das einige Male. Nehmen Sie anschließend ein oder zwei Atemzüge und ruhen sich kurz aus. Wiederholen Sie das Einziehen und Herauslassen mehrere Male. Es ist überraschend, wie viel Kontrolle man mit etwas Übung über diese eigensinnigen Muskeln gewinnen kann. Diese Übung wird nicht nur die Fettschichten des Bauchs reduzieren, sondern auch die Bauchmuskeln stärken.

2. Lassen Sie Ihrem Bauch eine gute, aber nicht zu grobe, Knet- und Rubbelmassage zukommen.

# EINE ÜBUNG ZUM »AUFRICHTEN«

Diese Übung soll eine anmutige und natürliche Haltung beim Stehen und Gehen verleihen und von der Gewohnheit des verkrümmten, eingefallenen Gehens oder Sitzens und vom Nachschleifen der Füße heilen. Wenn diese Übung gewissenhaft geübt wird, bewirkt sie die Manifestation eines anmutigen, aufrechten Gangbildes. Diese Übung befähigt Sie, sich so zu halten, dass all Ihre Organe genügend »Spielraum« haben und jeder Teil Ihres Knochengerüsts gut gelagert und gegengelagert ist. Diese oder ähnliche Methoden werden von den Militärbehörden vieler Länder befolgt, um ihren jungen Offizieren die richtige Haltung angedeihen zu lassen, aber ihre gute Wirkung wird häufig durch andere militärische Praktiken getrübt, die Steifheit verursachen. Diese Steifheit tritt nicht bei jenen ein, die ausschließlich diese Übung praktizieren. Und so geht die Übung – befolgen Sie sie sorgfältig:

1. Stehen Sie aufrecht, die Fersen sind beisammen, die Zehen zeigen leicht nach außen.

2. Heben Sie die Arme von den Hosennähten in einer kreisförmigen Bewegung seitlich nach oben, bis sie sich über dem Kopf treffen. Die Daumen berühren sich.

3. Halten Sie die Knie durchgedrückt und den Körper steif. Die Schultern werden bei der Ausführung der Bewegung gut nach hinten gezogen. Bringen Sie nun die Arme in einer Kreisbewegung nach unten, langsam, bis allein die kleinen Finger und die Handkanten die Beine – an der Hosennaht – berühren. Die Handflächen zeigen gerade nach vorn.

4. Wiederholen Sie dies mehrere Male und denken Sie immer daran: Langsam! Liegen die Hände wie angegeben an den Beinseiten, ist es sehr schwierig für die Schultern, sich nach vorne zu ziehen. Der

Brustkorb ist ein wenig nach vorne gereckt, der Kopf ist aufrecht, der Nacken gerade, der Rücken gerade, das Kreuz ein wenig hohl (die natürliche Haltung) und die Knie sind durchgedrückt. Kurzum, Sie haben nun eine vorzügliche aufrechte Haltung. Behalten Sie sie bei. Das wird Ihnen helfen, in dieser Haltung zu stehen und dann, mit dem kleinen Finger an der Hosennaht, durch den Raum zu gehen.

Ein wenig Übung dieser Art wird Wunder bewirken und Sie werden überrascht sein, welche Verbesserung Sie sich selbst ermöglicht haben. Aber es braucht Übung und Ausdauer – gut Ding braucht eben Weile.

Das war jetzt schon alles von meinem kleinen Übungssystem. Es ist einfach und unprätentiös, aber wunderbar effektiv. Jeder Teil des Körpers wird miteinbezogen und wenn man diese Methode genau befolgt, wird sie einen tatsächlich körperlich erneuern. Üben Sie gewissenhaft und interessieren Sie sich für die Arbeit. Seien Sie aufmerksam und denken Sie immer daran, wofür Sie die Arbeit (oder das Spiel) machen. Tragen Sie den Gedanken von »Stärke und Entwicklung« in sich, wenn Sie trainieren, und Sie werden viel bessere Ergebnisse erzielen. Trainieren Sie nicht kurz vor oder direkt nach dem Essen. Übertreiben Sie es nicht – beginnen Sie zunächst mit ein paar Wiederholungen einer beliebigen Übung und erhöhen Sie sie allmählich, bis Sie eine angemessene Anzahl von Wiederholungen erreicht haben. Führen Sie die Übungen (wenn möglich) besser mehrmals täglich durch, anstatt zu viele Wiederholungen in einer Übungsphase zu machen. Dieses kleine System der »Körperkultur« wird Ihnen genauso viel bringen wie viele teure Kurse. Die Übungen haben sich bewährt und sind immer noch up to date. Sie sind so einfach wie wirksam. Probieren Sie sie aus und werden Sie stark.

# ≈ 26 ≈
# Das yogische Bad

Eigentlich sollte es nicht notwendig sein, ein Kapitel dieses Buches der Wichtigkeit des Badens zu widmen. Aber selbst in diesem, dem zwanzigsten Jahrhundert, verstehen viele Menschen praktisch nichts von diesem Thema. In den großen Städten hat der leichte Zugang zur Badewanne die Menschen in einem gewissen Maß zu einem zumindest teilweisen Gebrauch von Wasser an der Körperoberfläche erzogen. Aber auf dem Land, und selbst in vielen städtischen Haushalten, wird dem Baden nicht der Platz eingeräumt, den es im täglichen Leben der Menschen haben sollte. Und so glaube ich, dass es gut ist, die Aufmerksamkeit meiner Leser auf dieses Thema zu lenken und ihnen zu erklären, warum die Yogis so viel Wert auf einen sauberen Körper legen.

In seinem ursprünglichen Zustand musste der Mensch nicht häufig baden, denn sein Körper war unbedeckt. Der Regen prasselte auf ihn und die Blätter und Zweige der Büsche und Bäume strichen über seine Haut und hielten sie frei von der Ansammlung der Abfallstoffe, die die Haut ständig absondert. Und dann hatte der primitive Mensch, wie die Tiere, immer Wasserläufe in der Nähe. Er folgte seinem natürlichen Instinkt, der ihn dazu bewegte, hin und wieder hineinzuspringen. Aber der Gebrauch von Kleidung hat all dies verändert. Der heutige Mensch kann diese Abfallstoffe, obwohl seine Haut sie kontinuierlich ausscheidet, nicht mehr auf die alte Art und Weise loswerden. Er lässt sie sich auf seiner Haut ansammeln und leidet folglich an körperlichen Beschwerden und Krankheit. Ein Körper kann tatsächlich sehr schmutzig sein und dem bloßen Auge gegenüber sauber erscheinen. Ein Blick durch eine starke Lupe auf die Müllhaufen auf der eigenen Körperoberfläche würde viele von uns schockieren.

Das Baden wurde von allen Völkern praktiziert, die nur einen Anschein von Kultur und Zivilisation hatten. Tatsächlich kann man annehmen, dass der Gebrauch des Bades eine Messlatte ist, mit der die Kultur einer Nation bestimmt werden kann. Je größer die Nutzung des Bades, desto größer ist die Kultur; je geringer das Baden, desto weniger Kultur. Die Menschen der Antike führten den Gebrauch des Bades bis zu einem lächerlichen Ausmaß, indem sie von den natürlichen Methoden abwichen und in Extreme wie z. B. parfümierte Bäder gerieten. Die Griechen und

Römer machten den Gebrauch des Bades zur Voraussetzung für ein anständiges Leben und diesbezüglich waren die alten Kulturen den modernen um einiges überlegen. Heute ist das japanische Volk weltweit führend bezüglich der Anerkennung der Wichtigkeit des Bades und seiner gewissenhaften Ausführung. Die ärmsten Japaner verzichten lieber auf eine Mahlzeit als auf ihr Bad. In einer japanischen Stadt kann man sich in eine Menschenmenge begeben und wird nicht den leichtesten unangenehmen Duft wahrnehmen. Würde man dasselbe von einer Menschenmenge in Amerika oder Europa behaupten können? Bei vielen Völkern war das Baden, und ist es noch heute, eine Sache der religiösen Pflicht. Die Priester erkannten die Wichtigkeit des Badens und wussten, dass es den Massen am besten über die religiösen Riten vermitteln konnte. Obwohl die Yogis das Baden nicht als religiösen Ritus betrachten, praktizieren sie es dennoch, als ob es einer wäre.

Lassen Sie uns nun betrachten, warum Menschen baden sollten. Die wenigsten von uns verstehen die Sache wirklich und denken, dass es bloß ein Loswerden von Staub und sichtbarem Schmutz sei, der sich auf der Haut angesammelt hat. Aber beim Baden gibt es mehr als das, so wichtig die bloße Sauberkeit auch ist. Sehen wir uns an, warum die Haut gereinigt werden muss.

Ich habe Ihnen in einem vorhergehenden Kapitel bereits erklärt, wie wichtig die normale Schweißabsonderung ist und dass der Körper unfähig ist, seine Abfallprodukte loszuwerden, wenn die Poren der Haut verstopft oder verschlossen sind. Und wie wird er sie nun los? Durch die Haut, dem Atem und über die Nieren. Viele Personen überlasten ihre Nieren, indem sie sie neben ihrer eigenen Arbeit auch die der Haut machen lassen, denn die Natur lässt lieber ein Organ doppelte Arbeit machen, als eine Arbeit unerledigt bleiben zu lassen. Jede Pore ist das Ende eines kleinen Kanals, Schweißkanal genannt, der sich weit in die Oberfläche des Körpers hinein erstreckt. Es gibt ungefähr 1.000 dieser kleinen Kanäle auf jedem Quadratzentimeter unserer Haut. Sie geben fortwährend eine Feuchtigkeit ab, die Perspiration oder Schweiß genannt wird. Diese Feuchtigkeit ist in Wirklichkeit eine Flüssigkeit, die vom Blut abgesondert wird und mit Unreinheiten und Müllstoffen des Systems beladen ist. Sie werden sich daran erinnern, dass der Körper andauernd Gewebe abbaut und durch neue Materie ersetzt. Er muss diese Abbaustoffe loswerden, genau wie ein Haushalt seinen Kehricht und Müll loswerden muss. Die Haut ist eines der Mittel, mit deren Hilfe Abfallstoffe entfernt werden. Falls diese Abfallstoffe im System verbleiben, wirken sie als Nahrung und Brutplatz für Bakterien, Keime etc., was der Grund dafür ist, dass die Natur so darauf bedacht ist, sie loszuwerden. Zudem scheidet die Haut eine ölige Flüssigkeit ab, die dazu dient, sie weich und flexibel zu halten.

Die Haut ist, wie jeder andere Teil des Körpers, ständig großen strukturellen Veränderungen unterworfen. Die äußere Haut, auch oft als Hornhaut bezeichnet, besteht aus kurzlebigen Zellen, die permanent abgelöst und durch jüngere Zellen ersetzt werden, die sich ihren Weg von unterhalb der alten Zellen bahnen. Diese verbrauchten und verschlissenen Zellen bilden eine Schicht von Abfallstoffen auf der Oberfläche der Haut, falls sie nicht weggebürstet oder abgewaschen werden. Natürlich wird eine Vielzahl von ihnen durch die Kleidung abgerieben, aber es bleibt eine beträchtliche Menge übrig und ein Bad oder eine Wäsche sind nötig, um sie loszuwerden.

In meinem Kapitel über die Anwendung von Wasser als Bewässerungsmittel für das Innere des Menschen habe ich Ihnen berichtet, wie wichtig es ist, die Poren offen zu halten, und davon, wie bald ein Mensch sterben würde, wenn seine Poren verschlossen wären. Diese Anhäufung von verbrauchten Zellen, Fett, Schweiß etc. verschließt die Poren zumindest teilweise, wenn der Körper nicht sauber gehalten wird. Zudem ist dieser Schmutz an der Oberfläche der Haut eine Einladung für streunende Bakterien und Keime, sich dort niederzulassen und zu gedeihen. Wollen auch Sie den Keimen eine solche Einladung aussprechen? Ich spreche an dieser Stelle nicht vom Schmutz aus der Außenwelt – ich weiß, dass Sie den nicht mit sich herumtragen würden –, aber haben Sie jemals an die Abfallprodukte Ihres eigenen Systems gedacht? Dieser Schmutz ist genauso schmutzig wie der äußere und zieht manchmal schlimmere Folgen nach sich.

Jeder sollte seinen Körper zumindest einmal am Tag abwaschen. Ich meine damit nicht, dass eine Badewanne notwendig ist, obwohl sie natürlich eine große Annehmlichkeit ist. Aber eine gute Abwaschung ist erforderlich. Diejenigen, die keine Badewanne oder Dusche besitzen, können genauso gute Resultate erzielen, indem sie ein Handtuch und ein Waschbecken nutzen und das nasse Handtuch über den ganzen Körper führen. Das Handtuch wird nach dem ersten Abrieb ausgespült und dann wird der Körper ein zweites Mal abgerieben. Die wünschenswerteste Zeit für eine Abwaschung oder ein Bad ist der frühe Morgen, gleich nach dem Aufstehen. Das abendliche Bad ist auch eine gute Sache. Baden Sie niemals kurz vor oder direkt nach einer Mahlzeit. Geben Sie dem Körper eine gute Abreibung mit einem rauen Tuch, das die abgestorbene Haut auflockert und die Durchblutung anregt. Nehmen Sie nie ein kaltes Bad, wenn der Körper kalt ist. Bevor Sie ein kaltes Bad nehmen, machen Sie ein paar Körperübungen, um sich etwas aufzuwärmen. Bei einem Tauchbad sollten Sie immer erst den Kopf und dann die Brust nass machen, bevor Sie den Köper eintauchen.

Eine yogische Lieblingspraxis nach einem kalten oder kühlen Bad ist es, den Körper energisch mit den Händen abzureiben, statt ein Handtuch zu benutzen, und dann direkt in die trockene Kleidung zu schlüpfen, während der Körper noch mit Feuchtigkeit bedeckt ist. Anstatt zu frieren, wie sich vielleicht manche vorstellen, wird der gegenteilige Effekt hervorgerufen. Unmittelbar nach dem Anziehen der Kleidung wird ein Wärmegefühl empfunden, das durch eine sanfte Übung, wie sie die Yogis meist sofort nach dem Bad durchführen, gesteigert wird. Es ist keine heftige Übung und wird sofort abgebrochen, sobald man ein sanftes Glühen über den ganzen Körper verspürt.

Das bevorzugte Yogi-Bad, oder das Abwaschen, findet mit kühlem, nicht kaltem Wasser statt. Die Yogis waschen den ganzen Körper kräftig mit den Händen oder einem Waschlappen ab. Anschließend folgt ein Abreiben mit den Händen, wobei eine tiefe yogische Atmung praktiziert wird. Die Yogis führen diese Praxis direkt nach dem Aufstehen aus und lassen, wie bereits erwähnt, eine sanfte Übung folgen. Bei sehr kaltem Wetter tauchen sie nicht ins Wasser ein, sondern tragen es mit einem Tuch auf, anschließend folgt das Abreiben mit den Händen. Auf das Auftragen von kühlem Wasser folgt eine wunderbare Reaktion und der Körper beginnt wohlig zu glühen, nachdem die Kleidung angezogen wurde. Ein Mensch, der diese Yogi-Bäder für eine Weile praktiziert, wird kraftvoll und abgehärtet. Sein Fleisch wird stark, fest und kompakt, eine Erkältung ist ihm beinahe unbekannt. Er wird wie ein starker, widerstandsfähiger Baum, der fähig ist, allen Arten von Wetter und Jahreszeiten zu widerstehen.

Ich möchte Sie an dieser Stelle davor warnen, gleich mit einem zu kalten Bad zu beginnen. Tun Sie das nicht, vor allem nicht, wenn Sie in Ihrer Vitalität beeinträchtigt sind. Versuchen Sie es zuerst mit Wasser in einer angenehmen Temperatur, um sich dann mit der Temperatur schrittweise nach unten zu arbeiten. Sie werden bald eine Temperatur erreichen, die Ihnen am meisten zusagt – bleiben Sie dabei. Vor allem bestrafen Sie sich nicht selbst. Der morgendliche, kühle Waschvorgang sollte für Sie eine Sache des Vergnügens sein, keine Bestrafung oder Buße. Wenn Sie erst einmal den Kniff dazu herausgefunden haben, werden Sie ihn niemals wieder aufgeben, denn Sie werden sich dadurch den ganzen Tag gut fühlen. Ihnen wird vielleicht etwas kalt werden, wenn das nasse Tuch auf den Körper trifft, aber nach einem Moment folgt eine höchst erfreuliche Reaktion und ein Gefühl der Wärme. Sollten Sie ein kühles Bad in der Wanne einnehmen, bleiben Sie nicht länger als eine Minute in der Wanne und gebrauchen Sie während der ganzen Zeit im Wasser energisch Ihre Hände. Wenn Sie sich für die morgendlichen Waschungen entscheiden, werden Sie nur wenige warme Bäder benötigen, obwohl Ihnen ein gelegentliches »Einweichen« guttut und Sie sich dadurch besser fühlen werden. Reiben Sie sich gut ab und ziehen Sie im Falle eines warmen Bades die Kleidung über die trockene Haut an.

Personen, die viel gehen oder stehen, werden feststellen, dass ein abendliches Fußbad kurz vor dem Schlafengehen sich als äußerst erholsam erweist und zu einem guten Schlaf beiträgt.

Vergessen Sie die Inhalte dieses Kapitels nicht, sobald Sie es gelesen haben, sondern probieren Sie die hier empfohlenen Methoden aus und entdecken Sie selbst, wie viel besser Sie sich fühlen werden. Nachdem Sie es eine Weile versucht haben, werden Sie es nicht mehr missen wollen.

## Der morgendliche yogische Waschgang

Im Folgenden finden Sie einige Ideen, wie Sie die besten Ergebnisse aus dem morgendlichen Waschgang erzielen können. Er wirkt sehr belebend und stärkend und wird Sie den ganzen Tag seine wohltuende Wirkung spüren lassen. Die Waschung beginnt mit einer kleinen Übung, die das Blut zirkulieren lässt und das Prana nach der Nachtruhe im gesamten Körper verteilt. Dies versetzt den Körper in den besten Zustand, um die kühle Waschung oder das Bad beginnen zu können.

### VORÜBUNG

1. Stehen Sie aufrecht in militärischer Haltung: Kopf hoch, Augen geradeaus, Schultern zurück, Hände an den Seiten.

2. Heben Sie den Körper langsam auf die Zehenspitzen und atmen Sie dabei tief, beständig und langsam ein.

3. Halten Sie den Atem in dieser Position für einige Sekunden an.

4. Sinken Sie langsam auf die Sohlen zurück und atmen Sie gleichzeitig langsam durch die Nase aus.

5. Führe Sie die Reinigungsatmung durch.

6. Wiederholen Sie den ganzen Vorgang mehrere Male, wobei Sie zunächst nur das rechte Bein und dann das linke Bein benutzen.

Dann nehmen Sie das Bad oder führen Sie den Waschgang durch, wie zuvor beschrieben. Wenn Sie den Waschgang bevorzugen, füllen Sie das Becken mit kühlem Wasser, allerdings nicht zu kühl, sondern mit einer angenehmen, stimulierenden Temperatur, die die Reaktion hervorruft. Nehmen Sie ein raues Handtuch oder einen Lappen, tauchen Sie ihn ins Wasser und wringen Sie etwa die Hälfte des Wassers aus. Reiben Sie nun den Körper energisch von oben nach unten ab. Beginnen Sie mit der Brust und den Schultern, dann Rücken, Bauch, Oberschenkel und dann die Unterschenkel und Füße. Wringen Sie mehrmals das Wasser aus dem Tuch, während Sie über den Körper gehen, damit der gesamte Körper mit frischem, kühlem Wasser in Kontakt kommt. Halten Sie während des Waschens mehrmals einen Moment inne und nehmen Sie ein paar lange, tiefe Atemzüge. Überstürzen Sie nichts, sondern lassen Sie sich ruhig Zeit. Bei den ersten Malen wird Sie das kalte Wasser etwas schaudern lassen, aber Sie werden sich bald daran gewöhnen und es lieben lernen. Wenn Sie die Waschung in der Badewanne vorziehen, füllen Sie die Wanne zur Hälfte mit Wasser in der richtigen Temperatur und knien Sie sich während des Abreibens hinein. Tauchen Sie abschließend für einen Moment den ganzen Körper unter Wasser und steigen Sie dann sofort aus der Wanne.

Nach beiden Arten der Waschung sollten Sie mit den Händen den ganzen Körper mehrere Male energisch abreiben. Es gibt etwas in den menschlichen Händen, das durch einen Stoff oder ein Handtuch nicht ersetzt werden kann. Probieren Sie es selbst aus. Lassen Sie ein wenig Feuchtigkeit auf der Hautoberfläche übrig und ziehen Sie dann sofort Ihre Unterwäsche an. Sie werden überrascht sein, welch besonderes Glühen über Sie kommen wird. Egal, ob Sie sich waschen oder baden, führen Sie nach dem Anziehen der Unterwäsche folgende Übung durch.

# ABSCHLUSSÜBUNG

1. Stehen Sie aufrecht, strecken Sie die Arme auf Schulterhöhe gerade nach vorne aus, wobei die Fäuste geballt sind und sich berühren. Schwingen Sie die Arme zurück, bis sie mit den Schultern eine Linie bilden (oder etwas weiter zurück, falls Sie das ohne Nachdruck können). Das dehnt den oberen Teil der Brust. Wiederholen Sie dies mehrmals und ruhen Sie dann für einen Moment aus.

2. Nehmen Sie die Ausgangsstellung wieder ein, die Arme sind auf Schulterhöhe seitwärts gerade ausgestreckt. Schwingen Sie nun die Fäuste kreisförmig herum, von vorne nach hinten und von hinten nach vorne. Variieren Sie durch abwechselndes Drehen wie bei den Flügeln einer Windmühle. Wiederholen Sie auch dies mehrere Male.

3. Stehen Sie aufrecht, heben Sie die Hände über den Kopf. Die Hände sind geöffnet, die Daumen berühren sich. Versuchen Sie, mit den Fingerspitzen den Boden zu berühren, ohne die Knie zu beugen. Wenn Sie das nicht können, versuchen Sie es so gut wie möglich und kehren sie anschließend in die Ausgangsstellung zurück.

4. Erheben Sie sich mehrmals in einer Art federnden Bewegung auf die Fußballen oder die Zehenspitzen.

5. Stellen Sie die Füße etwa hüftbreit auseinander auf und sinken Sie langsam in die Hocke. Bleiben Sie dort für einen Moment und kehren Sie dann in die ursprüngliche Stellung zurück.

6. Wiederhole Sie Punkt 1 mehrmals.

7. Beenden Sie die Übung mit der Reinigungsatmung.

Diese Übung ist bei Weitem nicht so kompliziert, wie es beim ersten Lesen erscheinen mag. Sie ist tatsächlich eine Kombination aus fünf Übungen, von denen jede ganz einfach und leicht durchführbar ist. Studieren und üben Sie jeden Punkt der Übung und beherrschen Sie ihn vollständig, bevor Sie das Bad nehmen. Dann wird alles wie am Schnürchen laufen und die Durchführung wird nur ein paar Augenblicke dauern. Diese Übung ist sehr belebend, bezieht den gesamten Körper ein und wird Ihnen, wenn Sie sie gleich nach dem Bad oder dem Waschen durchführen, das Gefühl geben, ein neuer Mensch zu sein.

Das morgendliche Waschen des Oberkörpers gibt Kraft und Vitalität für den Tag, während ein abendliches Waschen des Körpers von der Taille abwärts (einschließlich der Füße) sich entspannend auf die Nachtruhe auswirkt und sehr erfrischend ist.

# 27
# Die Sonnenenergie

Die meisten von uns sind mehr oder weniger mit den grundlegenden wissenschaftlichen Prinzipien der Astronomie vertraut. Das heißt, wir sind uns bewusst, dass es in diesem unendlich kleinen Teil des Universums, von dem wir durch unsere Sehorgane selbst mithilfe der leistungsfähigsten Teleskope Kenntnis haben, Millionen von Fixsternen gibt. Sie alle sind Sonnen, gleich groß und in einigen Fällen um ein Vielfaches größer als die Sonne, die unser besonderes Planetensystem regiert. Jede Sonne ist das Energiezentrum für ihr Planetensystem. Unsere Sonne ist der größte Energiespender für unser planetarisches System, das aus mehreren der Wissenschaft bekannten und einigen den Astronomen noch unbekannten Planeten besteht – mit unserem eigenen Planeten, der Erde, als nur einem aus einer großen Familie.

Unsere Sonne, wie auch die anderen Sonnen, strahlt kontinuierlich Energie in den Raum ab, die die sie umgebenden Planeten vitalisiert und das Leben auf ihnen ermöglicht. Ohne die Strahlen der Sonne wäre das Leben auf der Erde nicht möglich, auch nicht für die einfachsten uns bekannten Lebensformen. Unser aller Vitalität – unsere Lebenskraft – ist von der Sonne abhängig. Diese Lebenskraft oder Energie ist natürlich das, was die Yogis als Prana kennen.

Prana ist natürlich überall, dennoch werden gewisse Zentren konstant genutzt, um diese Energie aufzunehmen und wieder auszusenden, um sozusagen einen ständigen Strom (Perpetuum) aufrechtzuerhalten. Alles ist Elektrizität, aber dennoch sind Dynamos und Ähnliches notwendig, um sie aufzunehmen und in konzentrierter Form abzugeben. Zwischen der Sonne und ihren verschiedenen Planeten wird ein konstanter Strom von Prana aufrechterhalten.

Es wird im Allgemeinen als selbstverständlich angenommen (und die moderne Wissenschaft bestreitet es nicht), dass die Sonne eine Masse brodelnden Feuers ist – eine Art glühender Hochofen – und dass das von uns empfangene Licht und die Wärme die Ausstrahlungen dieses großen Ofens sind. Die Yogi-Philosophen haben es jedoch immer schon anders gesehen. Sie lehren, dass die Konstitution der Sonne oder vielmehr der dort vorherrschenden Bedingungen – so unterschiedlich sie auch von den Bedingungen hier auf Erden sind, dass der menschliche Geist große Schwierigkeiten hätte, sich davon eine intelligente Vorstellung zu machen – keinesfalls eine Masse verbrennender Materie ist, wie ein lodernder Ball brennender Kohle oder geschmolzenen Eisens. Keines dieser beiden Konzepte wird von den Yogi-Lehrern akzeptiert. Im Gegenteil, sie behaupten, die Sonne bestehe weitgehend aus bestimmten Substanzen, die ähnlich der Substanz »Radium« sei. Sie sagen nicht, die Sonne bestehe aus Radium, sondern behaupten seit vielen Jahrhunderten, dass sie aus zahlreichen Substanzen oder Formen von Materie zusammengesetzt ist, die ähnliche Eigenschaften wie Radium haben. Ich versuche nicht, Radium zu beschreiben oder zu erklären, sondern stelle lediglich fest, dass es bestimmte Qualitäten und Eigenschaften zu besitzen scheint, die, wie die Yogis lehren, auch die verschiedenen Substanzen, die die »Sonnen-Materie« bilden, in unterschiedlichem Maße besitzen. Es ist sehr wahrscheinlich, dass noch einige der anderen Sonnensubstanzen auf diesem Planeten zu finden sind, die Radium ähneln und doch unterschiedliche Merkmale haben.

Diese Sonnenmaterie befindet sich nicht in einem flüssigen Zustand oder in einem Zustand der Verbrennung, wie wir allgemein sagen. Allerdings zieht sie konstant einen Strom von Prana von den Planeten zu sich, durchläuft dabei einen wunderbaren Prozess der Natur und sendet diesen Strom wieder an die Planeten zurück. Wie Sie bereits wissen, ist die Luft die Hauptquelle, aus der wir Prana entnehmen, aber die Luft selbst erhält das Prana von der Sonne. Ich habe auch beschrieben, wie die Nahrung, die wir essen, mit Prana gefüllt ist, und wie wir das Prana aus der Nahrung extrahieren und verwenden. Auch die Pflanzen erhalten ihr Prana von der Sonne. In diesem Sonnensystem ist die Sonne der große Speicher für Prana. Sie ist ein mächtiger Dynamo, der ständig seine Energie bis an die Grenzen seines Systems sendet, überall vitalisiert und physisches Leben ermöglicht. Dieses Buch ist nicht der richtige Ort, um die wundervollen Tatsachen der Arbeit der Sonne beschreiben zu wollen. Den besten yogischen Lehrern sind sie bekannt und ich berühre dieses Thema nur, damit meine Leser die Bedeutung der Sonne für alle Lebewesen erkennen.

Ziel dieses Kapitels ist es, Ihnen die Tatsache vor Augen zu führen, dass die Sonnenstrahlen mit Schwingungen von Energie und Leben gefüllt sind. Wir nutzen diese Energie in jedem Augenblick unseres Lebens, höchstwahrscheinlich aber nicht in dem uns möglichen Ausmaß. Der moderne und zivilisierte Mensch scheint Angst vor der Sonne zu haben, denn er verdunkelt seine Räume, bedeckt seinen Körper überall mit schwerer Kleidung, um ihre Strahlen abzuhalten – er läuft tatsächlich vor ihr weg. Bedenken Sie dabei, dass wir, wenn wir von Sonnenstrahlen sprechen, nicht von Hitze sprechen. Hitze entsteht durch die Wirkung der Sonnenstrahlen, die mit der Erdatmosphäre in Kontakt kommen. Außerhalb der Erdatmosphäre, in den interplanetarischen Regionen, herrscht intensive Kälte, weil den Sonnenstrahlen kein Widerstand entgegengesetzt wird. Wenn ich Ihnen also sage, dass Sie aus den Sonnenstrahlen Vorteile ziehen sollen, meine ich nicht, dass Sie in der Hitze der Hochsommersonne sitzen sollen. Aber Sie müssen die

Gewohnheit aufgeben, vor dem Sonnenlicht wegzulaufen. Lassen Sie die Sonne in Ihre Zimmer. Sorgen Sie sich nicht um Ihre Vorleger oder Teppiche. Halten Sie Ihre besten Räume nicht die ganze Zeit geschlossen. Sie wollen doch nicht, dass Ihre Räume wie ein Keller sind, in den die Sonne niemals hineinscheint. Öffnen Sie Ihre Fenster am frühen Morgen und lassen Sie die Sonnenstrahlen, entweder direkt oder reflektiert, in den Raum scheinen. Sie werden dadurch eine Atmosphäre von Gesundheit, Stärke und Vitalität erzeugen, die allmählich Ihr Heim durchdringt und die alte Atmosphäre von Krankheit, Schwäche und Lebensmangel ersetzt.

Gehen Sie ab und zu in die Sonne und scheuen Sie nicht die Sonnenseite der Straße, es sei denn, es ist tatsächlich sehr heiß oder gerade Mittagszeit. Nehmen Sie gelegentlich Sonnenbäder. Stehen Sie einige Minuten früher auf und stehen, sitzen oder liegen Sie in der Sonne und lassen Sie sie Ihren ganzen Körper erfrischen. Wenn es Ihnen möglich ist, ziehen Sie sich aus und lassen Sie die Sonnenstrahlen ohne die Beeinträchtigung durch Kleidung an Ihren Körper gelangen. Wenn Sie dies noch nie ausprobiert haben, werden Sie kaum glauben, wie viele Vorteile in so einem Sonnenbad stecken und wie stark Sie sich danach fühlen werden. Lassen Sie dieses Thema nicht gedankenlos fallen. Experimentieren Sie ein wenig mit den Sonnenstrahlen und profitieren Sie von den Vorzügen der direkten Schwingungen auf Ihren Körper. Sollten Sie eine spezielle körperliche Schwachstelle haben, werden Sie feststellen, dass Sie Erleichterung erhalten, wenn Sie die Sonnenstrahlen den betroffenen Teil oder die Oberfläche des Körpers direkt über dem betroffenen Teil erreichen lassen.

Die frühmorgendlichen Sonnenstrahlen sind bei Weitem die wohltuendsten, und diejenigen, die früh aufstehen und in den Genuss dieser frischen Strahlen kommen, sind zu beglückwünschen. Etwa fünf Stunden nach dem Sonnenaufgang lässt die vitalisierende Wirkung der Strahlen nach und verringert sich allmählich zum Tagesende hin immer mehr. Sie werden feststellen, dass Blumenbeete, die Morgensonne erhalten, viel besser gedeihen als jene, die nur von der Nachmittagssonne beschienen werden. Alle Blumenliebhaber verstehen dies und erkennen, dass Sonnenschein für ein gesundes Pflanzenleben genauso notwendig ist wie Wasser, Luft und gute Erde. Studieren Sie die Pflanzen ein wenig – kehren Sie zurück zur Natur und lesen Sie Ihre Lektionen dort. Die Sonne und die Luft sind wunderbare Stärkungsmittel. Warum sollten Sie das nicht großzügig in Anspruch nehmen?

In anderen Teilen dieses Buches habe ich von der Kraft des Geistes gesprochen, einen zusätzlichen Anteil von Prana aus Luft, Nahrung, Wasser etc. in das System zu ziehen, und dasselbe gilt auch für das Prana oder die Lebenskraft in den Sonnenstrahlen. Sie können die Wirkung durch die richtige geistige Einstellung erhöhen. Gehen Sie hinaus in die Morgensonne, heben Sie den Kopf, ziehen Sie die Schultern zurück und nehmen Sie ein paar tiefe Atemzüge von der Luft, die durch die Sonnenstrahlen mit Prana aufgeladen wird. Lassen Sie die Sonne auf sich scheinen.

Und dann formen Sie das geistige Bild, das die Worte suggerieren, während Sie das folgende (oder ähnliche) Mantra wiederholen:

»Ich bade im herrlichen Sonnenlicht der Natur und schöpfe daraus Leben, Gesundheit, Kraft und Vitalität. Das Sonnenlicht macht mich stark und füllt mich mit Energie. Ich spüre den Zufluss von Prana. Ich fühle, wie es durch mein ganzes System strömt, vom Kopf bis zu den Füßen, und meinen ganzen Körper belebt. Ich liebe das Sonnenlicht und erhalte alle seine Vorteile.«

Praktizieren Sie dies, wann immer Sie die Gelegenheit dazu bekommen. Mit der Zeit werden Sie erkennen, was für eine gute Sache Sie all die Jahre verpasst haben, während Sie vor der Sonne davongelaufen sind. Setzen Sie sich an heißen Tagen, besonders gegen Mittag, nicht übermäßig der Mittagssonne aus. Die Strahlen am frühen Morgen werden Ihnen sommers wie winters nichts anhaben können. Lernen Sie das Sonnenlicht und alles, wofür es steht, zu lieben.

# ≈ 28 ≈
# Frische Luft

Lassen Sie auch dieses Kapitel nicht links liegen, nur weil es von einem sehr allgemeinen Thema handelt. Wenn Sie dazu neigen, es zu überblättern, sind Sie vermutlich genau die Person, für die es bestimmt ist und die es am meisten benötigt.

In anderen Kapiteln dieses Buches habe ich von der Bedeutung des Atems gesprochen, sowohl in seiner esoterischen wie auch in seiner exoterischen Form. Dieses Kapitel hat nicht die Absicht, das Thema Atmung erneut aufzugreifen, sondern lediglich eine kleine Predigt über die Notwendigkeit von frischer Luft – viel frischer Luft – zu halten. Es ist eine Predigt, die die Menschen im Westen dringend brauchen, denn hier sind hermetisch geschlossene Räumen und luftdichte Häuser so sehr in Mode. Ich habe Ihnen gesagt, wie wichtig die richtige Atmung ist, aber dieser Lehrstoff wird Ihnen wenig nützen, wenn Sie keine gute, frische Luft zum Atmen haben.

Dass sich die Menschen in dicht geschlossenen Räumen ohne ausreichende Belüftung einschließen, ist die dümmste Idee, die man sich vorstellen kann. Lassen Sie uns einen einfachen, vernünftigen, kurzen Blick auf dieses Thema werfen.

Sie werden sich daran erinnern, dass die Lunge fortwährend die Abfallstoffe des Systems entsorgt. Der Atem wird als Straßenkehrer des Körpers verwendet. Er transportiert Abfallstoffe, kaputte und abgebaute Materie aus allen Teilen des Systems ab. Die von den Lungen abgeworfene Materie ist beinahe genauso verdorben wie die von der Haut, den Nieren und sogar vom Darm ausgeschiedene. Es ist eine Tatsache, dass die Natur, wenn die Wasserversorgung des Systems nicht ausreicht, die Lunge einen Großteil der Arbeit der Nieren übernehmen lässt, um die faulen, giftigen Abfallprodukte des Körpers loszuwerden. Und wenn der Darm nicht die normale Menge an Abfallstoffen abtransportiert, arbeitet sich ein großer Teil des Darminhalts nach und nach durch das System, sucht einen Auslass und wird von den Lungen aufgenommen und mit dem ausgeatmeten Atem hinausbefördert.

Stellen Sie sich das nur mal vor: Wer sich in einem dicht geschlossenen Raum einschließt, stößt pro Stunde ca. 30 Liter Kohlensäuregas sowie andere verdorbene und giftige Gase in die Raumluft aus. In acht Stunden scheidet diese Person also ca. 240 Liter Gas aus. Falls in demselben Raum zwei Personen schlafen, multiplizieren Sie diese Menge mit zwei. Da die Luft kontaminiert wird, atmet der Mensch diese giftige Substanz immer und immer wieder in sein System ein, wobei die Qualität der Luft mit jedem ausgeatmeten Atemzug schlechter wird. Kein Wunder, dass jeder, der am Morgen diesen Raum betritt, den Gestank bemerkt. Es ist ebenso wenig ein Wunder, dass man sich nach einer Nacht in einem solchen Pesthaus verschlafen, schlapp, streitsüchtig und allgemein schlecht gelaunt fühlt.

Haben Sie jemals darüber nachgedacht, warum Sie überhaupt schlafen? Es ist, um der Natur eine Chance zu geben, den Verschleiß, der während des Tages stattfindet, zu reparieren. Sie hören auf, ihre natürliche Energie durch Arbeit zu verbrauchen, und geben ihr eine Chance, Ihr System zu reparieren und aufzubauen, damit Sie am nächsten Tag wieder in Ordnung sind. Um diese Arbeit richtig zu machen, braucht die Natur zumindest normale Bedingungen. Sie erwartet, dass sie mit Luft versorgt wird, die den richtigen Anteil an Sauerstoff aufweist und dem Sonnenlicht des vorangegangenen Tages ausgesetzt und dadurch mit Prana frisch aufgeladen wurde. Stattdessen geben Sie ihr nur eine begrenzte Luftmenge, die mit den Abfällen Ihres eigenen Körpers halb vergiftet ist. Wenn wunderst es da, dass sie manchmal nur halbgare Arbeit leistet?

Jeder hat in schlecht gelüfteten Schlafzimmern schon einmal diesen eigenartigen stinkenden Geruch wahrgenommen. Ein Schlafzimmer ist kein Platz zum Schlafen, wenn es nicht gut gelüftet und mit frischer Luft versorgt wurde. Die Luft in einem Schlafzimmer sollte genauso rein wie die Außenluft gehalten werden. Haben Sie keine Angst, sich zu erkälten. Bedenken Sie, dass die bewährteste moderne Methode zur Behandlung von Tuberkulose verlangt, dass der Patient die Nacht an der frischen Luft verbringt, egal wie kalt es sein mag. Decken Sie sich richtig zu und die Kälte wird Ihnen nichts ausmachen, sobald Sie sich ein wenig daran gewöhnt haben. Kehren Sie zurück zur Natur! Frische Luft bedeutet allerdings nicht, dass man in Zugluft schlafen sollte.

Was für das Schlafzimmer gilt, gilt auch für Wohnzimmer, Büro und andere Räume. Natürlich darf man im Winter nicht zu viel Außenluft ins Haus lassen, da die Temperatur zu tief sinken würde, aber dennoch gibt es einen glücklichen Kompromiss, den man auch in kaltem Klima machen kann. Öffnen Sie die Fenster ab und zu für eine Weile und geben Sie der Luft die Gelegenheit, ein- und auszuströmen. Vergessen Sie abends nicht, dass auch Lampen und Geräte einen guten Teil Sauerstoff verbrauchen – frischen Sie die Dinge hin und wieder etwas auf. Informieren Sie sich über das Thema Lüften, und Ihre Gesundheit wird besser werden. Auch wenn Sie nicht tiefer in die Materie der Lüftens einsteigen wollen, denken Sie ein wenig über das Gesagte nach und Ihr gesunder Menschenverstand wird den Rest erledigen.

Gehen Sie jeden Tag ein wenig raus und lassen Sie die frische Luft auf sich wirken. Sie ist voller lebens- und gesundheitsfördernder Eigenschaften. Jeder von uns weiß das, aber trotzdem bleiben wir drinnen, was den Plänen der Natur völlig fremd ist. Kein Wunder, dass wir uns nicht wohlfühlen. Man kann die Regeln der Natur nicht straflos verletzen. Fürchten Sie sich nicht vor der Luft. Die Natur hat sie für Sie vorgesehen – sie ist an Ihre Natur und Ihre Bedürfnisse angepasst. Also haben Sie keine Angst vor ihr – lernen Sie, sie zu lieben. Sagen Sie sich selbst, während Sie hinausgehen und die frische Luft genießen: »Ich bin ein Kind der Natur. Sie gibt mir diese reine, gute Luft zum Gebrauch, damit ich stark und gesund werde und es auch bleibe. Ich atme Gesundheit, Kraft und Energie ein. Ich genieße das Gefühl der Luft, die mich umströmt, und ich spüre ihre wohltuende Wirkung. Ich bin ein Kind der Natur und genieße ihre Gaben.« Lernen Sie, die frische Luft zu genießen, und Sie werden gesegnet sein.

# ≈ 29 ≈
# Das süße Stärkungsmittel der Natur: Schlaf

Von allen Funktionen der Natur, die der Mensch verstehen sollte, sollte der Schlaf diejenige sein, die so einfach ist, dass keine Anweisungen oder Ratschläge nötig sein sollten. Ein Kind braucht keine aufwendigen Abhandlungen über den Wert und die Notwendigkeit von Schlaf – es schläft einfach. Der Erwachsene würde dasselbe tun, wenn er nur näher an der Natur leben würde. Er hat sich jedoch in einer solch künstlichen Umgebung eingelebt, dass es für ihn fast unmöglich ist, natürlich zu leben. Auf seinem Rückweg zur Natur kann er aber, ungeachtet seiner ungünstigen Umgebung, eine beachtliche Strecke zurücklegen.

Von all den törichten Gewohnheiten, die der Mensch auf seiner Reise weg von der Natur angenommen hat, sind diejenigen, die das Schlafen und Aufstehen betreffen, die schlimmsten. Der Mensch vergeudet in Unterhaltung und sozialen Vergnügungen jene Stunden, die ihm die Natur für seinen besten Schlaf gegeben hat, und verschläft die Stunden, in denen ihm die Natur die besten Chancen gegeben hat, Vitalität und Kraft aufzunehmen. Der beste Schlaf ist der zwischen Sonnenuntergang und Mitternacht und die besten Stunden für die Arbeit im Freien und zur Aufnahme der Lebenskraft sind die ersten Stunden nach Sonnenaufgang – das ist eine Verschwendung an beiden Enden. Wir fragen uns, warum wir im mittleren Alter, oder bereits vorher, zusammenbrechen. Während des Schlafs vollbringt die Natur einen großen Teil ihrer Reparaturarbeit, und es ist höchst wichtig, dass ihr diese Gelegenheit gegeben wird. Ich werde nicht versuchen, Schlafregeln niederzuschreiben, da unterschiedliche Menschen unterschiedliche Bedürfnisse haben. Dieses Kapitel ist also bloß als Vorschlag zu werten. Im Allgemeinen ist jedoch das Verlangen der Natur nach Schlaf mit ca. acht Stunden abgedeckt.

Schlafen Sie immer in einem gut gelüfteten Raum. Die Gründe dafür wurden im Kapitel über die frische Luft genannt. Decken Sie sich mit genügend Bettzeug zu, damit Sie sich wohlfühlen, aber begraben Sie sich nicht unter einer Masse von schweren Decken, wie es in so vielen Familien üblich ist. Es ist größtenteils eine Frage der Gewohnheit, und Sie werden überrascht sein, mit wie wenig Bettzeug man auskommt. Schlafen Sie nie in Kleidern, die Sie während des Tages getragen haben. Diese Angewohnheit ist weder gesund noch reinlich. Stapeln Sie nicht zu viele Kissen unter Ihrem Kopf, ein kleines ist ausreichend. Entspannen Sie jeden Muskel im Körper und nehmen Sie die Spannung aus jedem Nerv. Lernen Sie, im Bett zu »faulenzen« und jenes »faule Gefühl« zu kultivieren, wenn Sie unter die Decke schlüpfen. Gewöhnen Sie sich an, nicht mehr an die Angelegenheiten des Tages zu denken, sobald Sie sich zurückgezogen haben. Machen Sie dies zu einer eisernen Regel und Sie werden bald lernen, wie ein gesundes Kind zu schlafen. Beobachten Sie ein Kind, wenn es zu Bett geht und was es nach dem Schlafengehen tut. Bemühen Sie sich, dieser Methode so weit wie möglich zu folgen. Seien Sie ein Kind, wenn Sie zu Bett gehen, und bemühen Sie sich, die Empfindungen Ihrer Kindheit noch einmal zu erleben – Sie werden wie ein Kind schlafen. Dieser eine Ratschlag ist es wert, in einem schön gebundenen Buch abgedruckt zu werden, denn wenn er befolgt würde, hätten wir eine Menge erheblich gestärkter Menschen.

Wer eine Vorstellung von der wahren Natur des Menschen und seinem Platz im Universum hat, wird viel eher in diese kindliche Ruhe fallen als der durchschnittliche Mann oder die durchschnittliche Frau. Er fühlt sich so vollkommen zu Hause im Universum und hat dieses ruhige Vertrauen in dessen übermächtige Kraft, dass er, wie das Kind, seinen Körper entspannt, die Spannung aus seinem Geist nimmt und allmählich in einen friedlichen Schlaf fällt.

Ich werde hier keine speziellen Ratschläge bezüglich der Herbeiführung von Schlaf für Menschen erteilen, die an Schlaflosigkeit leiden. Ich glaube, dass sie, wenn sie den in diesem Buch angegebenen Plänen für ein vernünftiges und natürliches Leben folgen, ohne besondere Anweisungen natürlich schlafen werden. Aber es kann auch nicht schaden, ein oder zwei gute Tipps in dieser Richtung zu geben; zum Nutzen derer, die sich auf dem Weg befinden.

Das Baden der Beine und Füße in kühlem Wasser kurz vor dem Schlafengehen erzeugt Schläfrigkeit. Den Geist dabei auf die Füße zu konzentrieren ist äußerst hilfreich, da dies den Kreislauf in den unteren Teil des Körpers lenkt und das Gehirn entlastet. Vor allem, bemühen Sie sich nicht (zwanghaft) einzuschlafen, dies ist das Schlimmste auf der Welt für jemanden, der wirklich schlafen möchte. Jedes Bemühen wirkt allgemein in der entgegengesetzten Weise.

Der bessere Ansatz, wenn Sie überhaupt daran denken, ist die geistige Einstellung, dass es Ihnen egal ist, ob Sie sofort einschlafen oder nicht – dass Sie vollkommen entspannt sind, ein gutes »Faulenzen« genießen und völlig mit den Dingen zufrieden sind, wie sie sind.

Stellen Sie sich selbst als ein müdes Kind vor, das halb schläfrig ruht, weder ganz wach noch ganz schlafend, und versuchen Sie diese Suggestion auszuleben. Machen Sie sich keine Sorgen darüber, ob Sie später in der Nacht schlafen werden oder nicht, sondern leben

Sie in diesem bestimmten Augenblick und genießen Sie Ihr »Faulenzen«.

Die im Kapitel über die Entspannung angeführten Übungen werden Sie in die Gewohnheit bringen, sich nach Belieben zu entspannen, und diejenigen, die von Schlaflosigkeit geplagt wurden, werden feststellen, dass sie vielleicht völlig neue Gewohnheiten annehmen. Mir ist bewusst, dass ich nicht von allen meinen Lesern erwarten kann, wie ein Kind früh zu Bett zu gehen und früh aufzuwachen wie ein Kind oder ein Bauer. Ich wünsche mir, dass es so wäre, aber ich weiß auch, was das moderne Leben, besonders in den großen Städten, uns abverlangt. Ich kann Sie also lediglich darum bitten zu versuchen, in dieser Hinsicht so naturverbunden wie möglich zu leben. Vermeiden Sie, so weit es geht, Aufregung zu später Stunde und in der Nacht, und gehen Sie, wann immer Sie die Gelegenheit dazu haben, früh ins Bett und stehen Sie früh auf. Mir ist natürlich klar, dass all dies mit dem kollidieren wird, was Ihnen in Bezug auf »Vergnügen« beigebracht wurde, aber ich bitte Sie, sich inmitten dieses sogenannten »Vergnügens« hin und wieder eine Ruhepause zu gönnen. Früher oder später wird die menschliche Spezies zu einfacheren Lebensweisen zurückkehren, und die Zerstreuung in späten Abendstunden wird dann so angesehen werden, wie wir heute den Gebrauch von Drogen, Alkohol etc. betrachten. In der Zwischenzeit kann ich nur sagen: »Geben Sie Ihr Bestes für sich selbst.«

Wenn Sie die Möglichkeit haben, sich tagsüber eine halbe Stunde Entspannung oder sogar ein kleines Nickerchen zu gönnen, werden Sie feststellen, dass das wahre Wunder wirkt. Sie werden danach erfrischt und in der Lage sein, besser zu arbeiten. Viele unserer erfolgreichsten Geschäftsleute und Wissenschaftler kennen dieses Geheimnis. In vielen Fällen, wenn sie angeblich für eine halbe Stunde sehr beschäftigt sind, liegen sie in Wahrheit auf ihren Sofas, entspannen sich, atmen tief durch und geben der Natur eine Chance, sie wiederherzustellen. Indem man seine Arbeit mit kleinen Ruhepausen abwechselt, kann man doppelt so gut arbeiten als ohne Pause oder Unterbrechung. Denken Sie über diese Dinge ein wenig nach, Sie Mensch der westlichen Welt. Sie werden vielleicht noch »tüchtiger«, indem Sie Ihre »Tüchtigkeit« mit gelegentlicher Entspannung und Ruhe abwechseln. Ein wenig Loslassen hilft Ihnen, neue frische Haftung zu bekommen und noch besser durchzuhalten.

# ≈ 30 ≈
# Regeneration

In diesem Kapitel wollen wir Ihre Aufmerksamkeit nur kurz auf ein Thema lenken, das für die menschliche Spezies zwar von entscheidender Bedeutung ist, was aber kaum jemand ernsthaft in Betracht zu ziehen bereit ist. Ich werde das wichtige Thema der Nutzung der Regeneration, wie es auf die Beziehung der beiden Geschlechter angewandt wird, nicht aufgreifen, da dieses Thema so wichtig ist, dass dafür allein schon ein ganzes Buch notwendig wäre. Dieses Werk ist auch kaum dasjenige, in dem dieses Thema im Detail diskutiert werden sollte. Ich werde jedoch später ein paar Worte zu diesem Thema sagen.

Die Yogis betrachten die Exzesse, die von der Mehrheit der Menschen eingegangen werden und in die sie ihre Ehepartner hineinzwingen, als völlig unnatürlich. Sie glauben, dass das Geschlechtsprinzip zu heilig ist, um so missbraucht zu werden, und meinen, dass der Mensch in seinen sexuellen Beziehungen oft unter das Niveau des Tierischen absteigt. Bis auf ein oder zwei Ausnahmen haben die niederen Tiere sexuelle Beziehungen nur zum Zweck der Aufrechterhaltung ihrer Art, und sexuelle Exzesse, Entlastung und Verschwendung, wie sie der Mensch begeht, sind dem niederen Tier fast völlig unbekannt. Mit dem Fortschreiten des Menschen in der Entwicklungsskala des Lebens, hat er jedoch neue Funktionen der Sexualität zum Vorschein gebracht. Es gibt einen Austausch bestimmter höherer Prinzipien zwischen den Geschlechtern, der bei den Tieren oder den materielleren Formen des menschlichen Lebens nicht stattfindet – dies ist dem Mann und der Frau vorenthalten, deren Mentalität und Spiritualität entwickelt ist. Angemessene Beziehungen zwischen Mann und Frau tendieren dazu, die Beteiligten zu erheben, zu stärken und zu ehren, statt sie zu erniedrigen, zu schwächen und zu entweihen, wie es der Fall ist, wenn die besagte Beziehung bloß auf Wollust basiert.

Dies ist der Grund, warum es so viel eheliche Disharmonie und Zwietracht gibt: Wenn einer der Partner eine höhere Bewusstseinsebene erreicht und feststellt, dass der Partner oder die Partnerin nicht in der Lage ist, ihm zu folgen, befinden sie sich in ihrer Beziehung auf unterschiedlichen Ebenen und sie finden aneinander nicht das, was sie sich wünschen. Das ist alles, was ich hier über diesen besonderen Teil dieses Themas sagen möchte. Es gibt eine Anzahl guter

Bücher darüber. Ich beschränke mich in diesem kurzen Kapitel auf die Diskussion zur Bedeutung der Erhaltung der sexuellen Kraft und Gesundheit.

Die Yogis führen zwar ein Leben, in welchem die tatsächlichen Beziehungen der Geschlechter keine wichtige Rolle spielen, aber sie erkennen und schätzen die Bedeutung eines gesunden reproduktiven Organismus und dessen Auswirkung auf die allgemeine Gesundheit des Individuums. Sind die entsprechenden Organe in einem geschwächten Zustand, spürt das gesamte physische System die Reflexwirkung und leidet sympathisch. Die yogische Vollatmung (wie an anderer Stelle beschrieben) erzeugt einen Rhythmus, dessen natureigene Methode es ist, diesen wichtigen Teil des Systems in normalem Zustand zu halten. Man wird von Anfang an feststellen, dass die Fortpflanzungsfunktionen durch die Vollatmung gestärkt und vitalisiert werden, also durch die sympathische Reflexaktion, die dem gesamten System den Ton angibt. Damit meine ich nicht, dass die animalischen Leidenschaften geweckt werden – weit gefehlt. Die Yogis sind Verfechter der Enthaltsamkeit und Keuschheit sowie der Reinheit innerhalb der ehelichen Beziehung wie auch außerhalb. Sie haben gelernt, die animalischen Leidenschaften zu kontrollieren und sie der Kontrolle der höheren Prinzipien des Geistes und des Willens zu unterwerfen. Dabei bedeutet sexuelle Kontrolle nicht sexuelle Schwäche. Die Lehren der Yogis besagen, dass der Mensch – egal ob Frau oder Mann –, dessen Fortpflanzungsorganismus normal und gesund ist, einen stärkeren Willen haben wird, mit dem er sich selbst kontrollieren kann. Der Yogi glaubt, dass ein großer Teil der Perversion dieses wunderbaren Teils des Systems von einem Mangel an normaler Gesundheit herrührt und eher aus einer krankhaften als aus einem normalen Zustand des Fortpflanzungssystems resultiert. Zudem wissen die Yogis, dass die sexuelle Energie gespeichert und für die Entwicklung des Körpers und des Geistes des einzelnen Menschen verwendet werden kann, anstatt, wie bei so vielen uninformierten Menschen üblich, in unnatürlichen Vorgängen verschwendet zu werden.

Auf den nun folgenden Seiten werde ich Ihnen eine der Lieblingsübungen der Yogis darstellen, die ein solches Resultat hervorruft. Ob der Schüler den yogischen Theorien eines reinen Lebens folgen will oder nicht, er wird entdecken, dass die yogische Vollatmung mehr zur Wiederherstellung der Gesundheit für diesen Teil des Systems beitragen wird als irgendeine andere je ausprobierte Methode. Erinnern Sie sich, dass ich die normale Gesundheit meine und nicht die unangemessene Entwicklung. Der sinnliche Mensch wird feststellen, dass hier *normal* eher als Verminderung des Verlangens und nicht als Steigerung zu verstehen ist; der geschwächte Mensch wird feststellen, dass *normal* eine Stärkung und Befreiung von der Schwäche bedeutet, die ihn bisher bedrückt hat. Ich möchte in dieser Sache nicht missverstanden werden. Das Ideal des Yogis ist ein in allen seinen Teilen starker Körper, der unter der Kontrolle eines meisterhaften und entwickelten Willens steht und von hohen Idealen beseelt ist.

Die Yogis besitzen ein großes Wissen über den Gebrauch und Missbrauch des Fortpflanzungsprinzips beider Geschlechter. Einige Andeutungen dieses esoterischen Wissens sind von westlichen Autoren herausgefiltert und zu diesem Thema publiziert worden, wodurch viel Gutes erreicht wurde. In diesem Buch kann ich nicht auf eine Diskussion über die zugrunde liegende Theorie eingehen, sondern werde Ihre Aufmerksamkeit auf eine Methode lenken, die es dem Praktizierenden ermöglicht, die Fortpflanzungsenergie in Vitalität für das ganze System umzuwandeln, anstatt sie zu vergeuden und in lustvollen Schwelgereien zu verschwenden. Die Fortpflanzungsenergie ist schöpferische Energie, die vom System aufgenommen und in Kraft und Vitalität umgewandelt werden kann. So kann sie der Regeneration statt der Zeugung dienen. Wenn die jungen Menschen der westlichen Welt diese grundlegenden Prinzipien verstehen würden, würden Ihnen in späteren Jahren viel Elend und Unglück erspart bleiben und sie würden geistig, moralisch und körperlich stärker sein.

Diese Umwandlung der Fortpflanzungsenergie gibt denjenigen, die sie praktizieren, große Vitalität. Sie erfüllt sie mit viel Lebenskraft, die von ihnen ausstrahlt und bewirkt, dass sie als »magnetische« Personen wahrgenommen werden. Die so umgewandelte Energie kann in neue Kanäle geleitet und sehr vorteilhaft genutzt werden. Die Natur hat eine ihrer mächtigsten Manifestationen von Prana in reproduktive Energie komprimiert, da ihr Zweck darin besteht zu erschaffen. Die größte Menge an Lebenskraft ist auf kleinstem Raum konzentriert. Der Fortpflanzungsorganismus ist die mächtigste Speicherbatterie im tierischen Leben. Seine Kraft kann nach oben gezogen und benutzt werden, sowie in gewöhnlichen Funktionen der Fortpflanzung verbraucht oder in zügelloser Lust vergeudet werden.

Die yogische Übung zur Umwandlung der Fortpflanzungsenergie ist einfach. Sie ist mit dem rhythmischen Atmen verbunden und kann leicht ausgeführt werden. Diese Übung kann jederzeit durchgeführt werden, ist aber besonders empfehlenswert, wenn man den Trieb am stärksten spürt, denn dann manifestiert sich die Fortpflanzungsenergie und kann leicht für regenerative Zwecke umgewandelt werden. Ich beschreibe sie im nächsten Absatz. Männer und Frauen, die geistige oder körperlich kreative Tätigkeiten ausüben, können diese schöpferische Energie in ihrem Beruf nutzen, indem sie der Übung folgen, die Energie mit jeder Einatmung nach oben ziehen und mit jeder Ausatmung weiter nach oben schicken. Sie werden natürlich verstehen, dass es nicht die eigentlichen Fortpflanzungsflüssigkeiten sind, die nach oben gezogen und verwendet werden, sondern die ätherische pranische Energie, die diese Flüssigkeiten belebt – sozusagen die Seele des Fortpflanzungsorganismus.

## REGENERATIONSÜBUNG

Halten Sie den Geist auf die Vorstellung von Energie fixiert und fern von gewöhnlichen sexuellen Gedanken oder Vorstellungen. Wenn Ihnen solche Gedanken in den Geist kommen, lassen Sie sich nicht entmutigen, sondern betrachten Sie sie als Manifestationen einer Kraft, die Sie beabsichtigen zur Stärkung von Körper und Geist einzusetzen.

Liegen Sie passiv oder sitzen Sie aufrecht und fixieren Sie Ihren Geist auf die Vorstellung, die Fortpflanzungsenergie nach oben zum Solarplexus zu ziehen, wo sie umgewandelt und als Reservekraft der Lebensenergie gespeichert wird. Atmen Sie dann rhythmisch und formen Sie das geistige Bild, die Fortpflanzungsenergie mit jeder Einatmung nach oben zu ziehen.

Geben Sie mit jeder Einatmung einen Befehl des Willens, dass die Energie vom Fortpflanzungsorganismus nach oben zum Solarplexus gezogen wird. Wenn sich der Rhythmus gut eingestellt und das geistige Bild klar ist, werden Sie sich des Aufwärtsströmens der Energie bewusst werden und die belebende Wirkung spüren.

Wenn Sie eine Erhöhung der geistigen Kraft wünschen, können Sie sie zum Gehirn statt zum Solarplexus hinaufziehen, indem Sie den geistigen Befehl geben und das mentale Bild der Übertragung ins Gehirn beibehalten. Bei dieser letzten Form der Übung werden die Anteile der Energie ins Gehirn geleitet, die für die geistige Arbeit benötigt werden. Der Rest wird im Solarplexus gespeichert. Es ist üblich, den Kopf während der Umwandlungsübung leicht und natürlich nach vorn zu beugen.

Dieses Thema der Regeneration öffnet ein weites Feld für Untersuchungen, Forschungen und Studien, und eines Tages wird es vielleicht ratsam sein, ein kleines Handbuch zu diesem Thema herauszugeben – zur privaten Verbreitung unter den wenigen, die dazu bereit sind und dieses Wissen aus den reinsten Motiven suchen und nicht aus dem Wunsch heraus, etwas zu finden, das ihre lüsternen Vorstellungen und Neigungen anspricht.

# ≈ 31 ≈
# Die geistige Einstellung

Diejenigen, die sich bereits mit den yogischen Lehren über das instinktive Bewusstsein und seine Kontrolle über den physischen Körper vertraut gemacht haben – und auch mit der Wirkung des Willens auf das instinktive Bewusstsein –, werden leicht erkennen, dass die geistige Einstellung einer Person viel mit ihrer Gesundheit zu tun hat. Freundliche, heitere und glückliche geistige Einstellungen spiegeln sich in der Form eines normalen Funktionierens des physischen Körpers, während depressive geistige Zustände wie Schwermut, Furcht, Sorgen, Hass, Eifersucht und Zorn ebenso auf den Körper einwirken und physische Disharmonie bis hin zu Krankheiten hervorrufen können.

Wir alle wissen, dass gute Neuigkeiten und fröhliche Umgebungen den normalen Appetit fördern, während schlechte Nachrichten, deprimierende Umgebungen etc. Appetitverlust verursachen. Die Erwähnung eines Lieblingsgerichts macht den Mund wässrig, während die Erinnerung an ein unschönes Erlebnis oder einen unangenehmen Anblick Übelkeit hervorrufen kann.

Unsere geistigen Einstellungen spiegeln sich in unserem instinktiven Bewusstsein wider, und da dieses Prinzip des Geistes direkte Kontrolle über den physischen Körper hat, kann man leicht begreifen, wie der mentale Zustand in körperlichen Funktionen und Handlungen Form annimmt. Depressive Gedanken wirken sich auf den Kreislauf aus, der wiederum auf jeden Körperteil wirkt und ihn so seiner ordnungsgemäßen Ernährung beraubt. Disharmonische Gedanken zerstören den Appetit, und die Konsequenz ist, dass der Körper nicht die richtige Nahrung erhält und das Blut »verarmt«. Heitere und optimistische Gedanken hingegen fördern die Verdauung, steigern den Appetit, helfen dem Kreislauf und wirken in der Tat als allgemeines Stärkungsmittel auf den ganzen Körper. Viele Menschen vermuten, dass diese Idee der Wirkung des Geistes auf den Körper nur die nutzlose Theorie von Okkultisten oder an Psychotherapie interessierten Menschen ist. Aber man braucht nur die Aufzeichnungen der wissenschaftlichen Forschung durchzublättern, um zu erkennen, dass diese Theorie auf gut begründeten Tatsachen basiert. Es wurden schon viele Versuche durchgeführt, um zu beweisen, dass der Körper der geistigen Einstellung oder dem Glauben gegenüber höchst empfänglich ist. Menschen wurden krank gemacht, andere wiederum mithilfe einfacher Autosuggestion geheilt – mache sogar durch Suggestion anderer, die in Wirklichkeit nichts anderes als starke geistige Einstellungen sind.

Unter dem Einfluss von Zorn wird der Speichel zu Gift. Die Muttermilch wird für das Baby giftig, wenn die Mutter exzessiven Zorn oder Furcht zeigt. Der Magensaft hört auf, frei zu fließen, wenn die Person depressiv wird oder sich ängstigt. Ich könnte Ihnen Tausende Beispiele dieser Art geben. Bezweifeln Sie die Tatsache, dass Krankheit in erster Linie durch negatives Denken entsteht? Dann hören Sie sich die Aussagen einiger Autoritäten der westlichen Welt an:

»Jede schwere Wut oder Trauer wird in bestimmten Teilen Afrikas mit ziemlicher Sicherheit mit Fieber beantwortet.« – Sir Samuel Baker, in *British and Foreign Medico Chirurgical Review*

»Diabetes durch plötzlichen psychischen Schock ist eine echte, reine Form einer physischen Erkrankung geistigen Ursprungs.« – Sir B. W. Richardson, in *Discourses*

»In vielen Fällen habe ich Gründe gesehen, die mich glauben machen, dass Krebs seinen Ursprung in lang andauernder Angst hat.« – Sir George Paget, in *Lectures*

»Ich bin überrascht, wie oft Patienten mit primärem Leberkrebs die Ursache dieser Krankheit in lang andauernder Trauer oder Ängsten sehen. Die Anzahl dieser Fälle ist viel zu zahlreich, als dass man sie als bloße Zufälle abtun könnte.« – Murchinson

»Die große Mehrheit der Krebsfälle, besonders von Brust- oder Gebärmutterkrebs, ist wahrscheinlich auf psychische Angst zurückzuführen.« – Dr. Snow, in *The Lancet*

Dr. Wilks berichtet von Fällen von Gelbsucht, die auf mentale Zustände zurückzuführen sind. Dr. Churton berichtet im *British Medical Journal* von einem Fall von Gelbsucht, der aus Angstzuständen entstand. Dr. Makenzie berichtet über mehrere Fälle von perniziöser Anämie, die durch psychischen Schock verursacht wurde. Hunter berichtet: »Eine spannende Ursache für Angina Pectoris ist seit Langem als eine emotionale Gereiztheit bekannt.«

»Hautausschläge folgen auf eine übermäßige psychische Belastung. Bei all diesen, sowie bei Krebs, Epilepsie und Wahnsinn aus psychischen Ursachen, gibt es eine Veranlagung. Es ist bemerkenswert, wie wenig die Frage der physischen Krankheit durch geistige Einflüsse untersucht worden ist.« – Richardson

»Meine Experimente zeigen, dass jähzornige, bösartige und deprimierende Emotionen im System schädliche Verbindungen erzeugen, die zum Teil extrem giftig sind. Sie zeigen auch, dass angenehme, glückliche Emotionen chemische Verbindungen von nahrhaftem Wert erzeugen, die die Zellen zur Produktion von Energie stimulieren.« – Elmar Gates

Dr. Hack Tuke führt in seinem bekannten Werk über Geisteskrankheiten etc. – das geschrieben wurde, lange bevor das Interesse an Geistheilung in der westlichen Welt aufkam – zahlreiche Fälle von Krankheiten auf, die durch Angst erzeugt wurden. Unter ihnen befinden sich Idiotie, Wahnsinn, Lähmungen, Gelbsucht, frühzeitiges Ergrauen und Haarausfall, Zahnverfall, Gebärmutterbeschwerden, Ekzeme, Wundrose und Impetigo.

Es ist eine gut belegte Tatsache, dass in Zeiten, in denen sich ansteckende Krankheiten ausbreiten, gerade durch Angst viele Neuerkrankungen, auch Todesfälle, hinzukommen. Dies ist leicht zu verstehen, wenn man die Tatsache berücksichtigt, dass Angst und verwandte Gefühle die Vitalität beeinträchtigen und dass ansteckende Krankheiten viel leichter Personen mit beeinträchtigter Vitalität angreifen.

Zu diesem Thema wurde eine Reihe guter Bücher geschrieben, weshalb wir uns nicht länger mit diesem Thema beschäftigen müssen. Bevor ich es jedoch verlasse, möchte ich, dass Sie sich die Wahrheit des so oft wiederholten Satzes einprägen: »Gedanken nehmen in der Handlang Gestalt an.« Und geistige Zustände werden in physischen Manifestationen reproduziert.

Die yogische Philosophie neigt in ihrer Gesamtheit dazu, eine geistige Haltung der Ruhe, des Friedens, der Stärke und der absoluten Furchtlosigkeit bei Ihren Schülern zu erzeugen, was sich natürlich auch in deren körperlichem Zustand widerspiegelt. Für diese Personen ist geistige Ruhe und Furchtlosigkeit eine Selbstverständlichkeit, und es ist keine besondere Anstrengung nötig, um sie zu erzeugen. Für diejenigen, die diese geistige Ruhe noch nicht erlangt haben, kann bereits durch das Annehmen der richtigen geistigen Haltung und das Wiederholen von Mantren, die zur Erzeugung des geistigen Bildes entwickelt wurden, eine große Verbesserung erzielt werden.

Ich empfehle die häufige Wiederholung der Worte »Fröhlich, heiter und glücklich« sowie die regelmäßige Betrachtung der Bedeutung dieser Worte. Bemühen Sie sich, diese Worte in physische Handlungen umzusetzen. Sie werden sowohl geistig als auch körperlich großen Nutzen daraus ziehen und Ihren Geist darauf vorbereiten, hohe spirituelle Wahrheiten zu empfangen.

# ≈ 32 ≈
# Geleitet vom Geist

Dieses Buch hat zwar die Absicht, ausschließlich die Pflege des physischen Körpers zu behandeln und die höheren Zweige der yogischen Philosophie anderen Schriften zu überlassen, doch das Leitprinzip der yogischen Lehren ist so sehr mit den anderen Zweigen des Themas verbunden und wird von den Yogis in ihren einfachsten Lebenshandlungen so weitgehend berücksichtigt, dass ich dieses Thema aus Gerechtigkeit gegenüber Lehrern wie auch Schülern nicht abschließen kann, ohne wenigstens ein paar Worte über dieses zugrunde liegende Prinzip zu sagen.

Wie Sie sicherlich wissen, berichtet die yogische Philosophie, dass der Mensch langsam wächst und sich von den niederen Formen und Manifestationen zu den höheren und noch höheren Ausdrucksformen des Geistes entwickelt. Geist ist in jedem Menschen, obwohl er oft durch die einschränkenden Hüllen seiner niederen Natur so verdeckt ist, dass er kaum mehr wahrnehmbar ist. Er befindet sich auch in den niederen Lebensformen, aufarbeitend und auf der ständigen Suche nach höheren Ausdrucksformen. Die materiellen Hüllen dieses fortschreitenden Lebens – die Körper von Mineralien, Pflanzen, niederen Tieren und Menschen – sind nur Instrumente, die zur besten Entwicklung der höheren Prinzipien benutzt werden sollten. Obwohl der Gebrauch des materiellen Körpers nur temporär ist und der Körper selbst nichts weiter als ein Anzug ist, der angezogen, getragen und dann weggeworfen wird, ist es doch immer die Absicht des Geistes, ein möglichst perfektes Instrument zu schaffen und zu erhalten. Der Geist stellt den bestmöglichen Körper zur Verfügung und gibt die Impulse für ein richtiges Leben. Wenn für die Seele ein unvollkommener Körper zur Verfügung gestellt wird – aus Gründen, die hier nicht erwähnt werden –, streben die höheren Prinzipien immer noch danach, sich ihm anzupassen und sich darin zurechtzufinden, um das Beste aus ihm zu machen.

Dieser Selbsterhaltungstrieb – jener Drang hinter allem Leben – ist eine Manifestation des Geistes. Er arbeitet sich durch die rudimentärsten Formen des instinktiven Bewusstseins und durch viele Phasen hinauf, bis er die höchsten Manifestationen dieses geistigen Prinzips erreicht. Er manifestiert sich auch durch den Intellekt, indem er den Menschen veranlasst, die

Kraft seiner Vernunft einzusetzen, um seine körperliche Leistungsfähigkeit und sein Leben aufrechtzuerhalten. Aber leider hält sich der Intellekt nicht an seine eigene Arbeit, denn sobald er beginnt, sich seiner selbst bewusst zu werden, beginnt er auch, sich in die Aufgaben des instinktiven Bewusstseins einzumischen. Er hebt dessen Instinkt auf, zwingt dem Körper alle möglichen unnatürlichen Lebensweisen auf und scheint zu versuchen, sich so weit wie möglich von der Natur zu entfernen. Es ist wie bei einem Jungen, der aus der elterlichen Beschränkung befreit so gegensätzlich wie möglich zum elterlichen Beispiel und Rat agiert – nur um zu zeigen, dass er unabhängig ist. Der Junge lernt aus seinen Dummheiten und folgt seinen Spuren zurück – und das wird auch der Intellekt tun.

Der Mensch beginnt jetzt zu erkennen, dass es etwas in ihm gibt, das sich um die Bedürfnisse seines Körpers kümmert und das sein eigenes Metier viel besser kennt als er selbst. Denn der Mensch mit seinem ganzen Intellekt ist nicht in der Lage, die Leistungen des instinktiven Bewusstseins, das durch den Körper der Pflanze, des Tieres oder durch sich selbst arbeitet, zu kopieren. Der Mensch lernt, seinem mentalen Prinzip wie einem Freund zu vertrauen und es seine eigenen Aufgaben erledigen zu lassen. In der gegenwärtigen Lebensweise ist es unmöglich, ein komplett natürliches Leben zu führen. Als Folge dessen muss das körperliche Leben mehr oder weniger anormal sein. In seiner Evolution hat es der Mensch anscheinend für angebracht gehalten, diese Lebensweise anzunehmen, aber früher oder später wird er zu den ersten Prinzipien zurückkehren. Der Trieb der Natur zur Selbsterhaltung und Anpassung ist groß. Die Natur kommt selbst mit erheblichen Handicaps sehr gut zurecht und leistet ihre Arbeit viel besser, als man angesichts der absurden und verrückten Lebensgewohnheiten und Praktiken des zivilisierten Menschen erwarten würde.

Man darf jedoch nicht vergessen, dass der Mensch, der sich weiterentwickelt und dessen spirituelles Bewusstsein sich zu entfalten beginnt, so etwas wie einen Instinkt entwickelt, den wir Intuition nennen. Diese Intuition führt ihn zurück zur Natur. Wir können den Einfluss dieses dämmernden Bewusstseins sehen. Wir sehen es in der deutlichen Bewegung zurück zur natürlichen und einfachen Lebensweise, die in den letzten Jahren stark angestiegen ist. Wir fangen an, über die absurden Lebensformen, Konventionen und Moden zu lachen, die um unsere Zivilisation herum gewachsen sind. Wenn wir sie nicht loswerden, werden sie diese Zivilisation durch ihr wachsendes Gewicht niederreißen.

Männer und Frauen, in denen sich das spirituelle Bewusstsein entfaltet, werden unzufrieden mit dem künstlichen Leben und seinen Gewohnheiten werden. Sie werden eine starke Neigung empfinden, zu einfacheren und natürlicheren Prinzipien des Lebens, Denkens und Handelns zurückzukehren, und gegenüber den Einschränkungen und künstlichen Hüllen und Bandagen ungehalten werden, in die sich der Mensch im Laufe der Jahrhunderte verwickelt hat. Er wird den Instinkt des Heimkommens verspüren: »Nach vielen

Jahrhunderten kommen wir nach Hause.« Der Intellekt wird darauf reagieren, und wenn er die Verrücktheiten sieht, die er mitgemacht hat, wird er sich bemühen »loszulassen« und zur Natur zurückkehren. Er wird seine eigene Arbeit umso besser tun, da er dem instinktiven Bewusstsein erlaubt, sich seiner Arbeit zu widmen, ohne sich einzumischen.

Die gesamte Theorie und Praxis des Hatha Yoga basiert auf der Idee der Rückkehr zur Natur – dem Glauben, dass das instinktive Bewusstsein des Menschen das enthält, was unter normalen Bedingungen zur Aufrechterhaltung der Gesundheit notwendig ist. Demensprechend lernen diejenigen, die Hatha Yoga praktizieren, zuerst das »Loslassen« und anschließend so nah an den natürlichen Bedingungen zu leben, wie es in diesem Zeitalter der Künstlichkeit möglich ist.

Dieses Buch hat es sich zum Ziel gesetzt, die Wege und Methoden der Natur aufzuzeigen, damit wir zu ihnen zurückkehren können. Es hat keine neue Doktrin gelehrt, sondern Ihnen bloß zugerufen, mit zurück auf den guten alten Weg zu kommen, von dem wir abgekommen sind.

Ich bin mir der Tatsache bewusst, dass es für den Menschen der westlichen Welt viel schwieriger ist, natürliche Lebensmethoden anzunehmen, wenn die Umgebung sie in die andere Richtung treibt. Aber trotzdem kann jeder jeden Tag ein wenig in dieser Richtung für sich selbst und die menschliche Spezies tun. Es wird überraschen, wie die alten künstlichen Gewohnheiten von einer Person abfallen werden – eine nach der anderen.

In diesem abschließenden Kapitel möchte ich Ihnen die Tatsache einschärfen, dass man sich sowohl im physischen als auch im mentalen Leben vom Geist leiten lassen kann. Man kann dem Geist bedingungslos vertrauen, uns in Angelegenheiten des täglichen Lebens wie auch bei komplizierteren Lebensfragen auf den rechten Weg zu führen. Wer dem Geist vertraut, wird feststellen, dass die alten Gelüste von ihm abfallen, die anormalen Vorlieben werden verschwinden. Sie werden Freude und Vergnügen in diesem einfacheren Leben finden. Das Leben wird Ihnen völlig neu erscheinen.

Man sollte nicht den Versuch machen, seinen Glauben an die geistige Führung von seinem physischen Leben zu trennen, denn der Geist durchdringt alles. Er manifestiert sich sowohl im Physischen (oder vielmehr durch es) als auch in den höchsten Bewusstseinszuständen. Man kann mit dem Geist essen, mit ihm trinken oder auch mit ihm denken. Es funktioniert nicht zu sagen: »Dies ist spirituell und dieses nicht«, denn im höchsten Sinne ist alles spirituell.

Und abschließend, wenn jemand das Beste aus seinem physischen Leben machen möchte – um ein möglichst vollkommenes Instrument zum Ausdruck des Geistes zu haben –, dann lassen Sie ihn sein Leben ganz in dieser Zuversicht und dem Vertrauen in den geistigen Teil seiner Natur leben. Lassen Sie ihn erkennen, dass der Geist in ihm ein Funken der Göttlichen Flamme ist, ein Tropfen aus dem Ozean des Geistes, ein Strahl der zentralen Sonne. Lassen Sie ihn erkennen, dass er ein ewiges Wesen ist, immer wachsend, sich entwickelnd und entfaltend. Er bewegt sich immer auf das große Ziel zu, dessen genaue Natur der Mensch in seinem gegenwärtigen Zustand mit seiner unvollkommenen geistigen Vision nicht erfassen kann. Der Drang ist immer vorwärts und aufwärts. Wir sind alle ein Teil jenes großen Lebens, das sich aus einer Unendlichkeit von unendlich vielen Formen und Gestalten manifestiert. Wir sind alle ein Teil davon. Wenn wir nur die leiseste Ahnung dessen fassen könnten, was dies bedeutet, würden wir uns einem solchen Zufluss von Leben und Vitalität öffnen, dass unser Körper praktisch neu geschaffen würde und sich perfekt manifestiert. Jeder von uns soll sich eine Vorstellung eines vollkommenen Körpers machen und sich bemühen, so zu leben, dass er in diese physische Form hineinwächst. Das können wir.

Ich habe versucht, Ihnen die Gesetze, die für den physischen Körper gelten, zu erklären, damit Sie sich Ihnen so weit wie möglich anpassen können, um dem Zufluss dieses großartigen Lebens und jener Energie, die bestrebt ist, durch uns zu fließen, so wenig Reibung wie möglich entgegenzusetzen.

Kehren wir zur Natur zurück und lassen wir dieses große Leben frei durch uns fließen, und alles wird gut sein. Hören wir auf, das Ganze selbst zu versuchen – lassen wir die Sache einfach ihre eigene Arbeit für uns tun. Sie bittet nur um Vertrauen und Widerstandslosigkeit – geben wir ihr eine Chance.